# 高血圧治療に何か抜けていませんか?

## 探検する服薬アドヒアランス

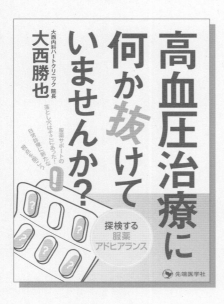

大西勝也
(大西内科ハートクリニック 院長)

A5判／並製本／120頁
ISBN 978-4-86550-213-8
定価（2,500円＋税）

◆主要目次

1. 服薬アドヒアランス不良によって生じる諸問題
2. 高血圧患者さんの服薬アドヒアランス向上について考える
3. 服薬アドヒアランス向上のための5つのポイント
4. 服薬指導における各スタッフの役割
5. 患者さんに応じた多様なアプローチを考える

　高血圧治療の臨床では，ガイドライン通りに薬剤を処方しているのにもかかわらず，血圧がなかなか安定しない難治性高血圧の患者に時折遭遇する．そのような場合，医療者は「その処方薬が本当に服用されているのか？」を見直す必要がある．本書では，高血圧治療の落とし穴である服薬アドヒアランスの向上について，やさしい語り口で探究する．

　服薬アドヒアランス低下によって生じる問題の提起から始まり，その原因と改善のためのポイント，医療チームの各職種の役割を解説．また患者さんに応じたアプローチを考察し，服薬アドヒアランス向上に成功した患者さんのエピソードをコラムとして所収している．

　明日からの診療が少し変わる，医療チームへの問いかけの一冊．

 株式会社 先端医学社

〒103-0007 東京都中央区日本橋浜町2-17-8 浜町平和ビル
TEL 03-3667-5656(代)／FAX 03-3667-5657
http://www.sentan.com

# 分子脳血管病

## MOLECULAR CEREBROVASCULAR MEDICINE

### 座談会◆脳卒中研究・臨床におけるトピックス 2018

内山真一郎／北川一夫／阿部康二／鈴木倫保／塩川芳昭／松本昌泰　　**1**

### 特集Ⅰ◆血行再建療法時代の脳保護療法と再生医療

序　　　　　　　　　　　　　　　　　　　　　　　　　　北川　一夫　**9**

脳梗塞に対する細胞治療の現状　　　　　　　　　　　　　黒田　　敏　**10**

脳保護薬開発を目指したトランスレーショルリサーチ　　　下畑　享良　**13**

脳虚血病態におけるペリサイトの役割　　　　　　　　　　吾郷　哲朗　**17**

虚血誘導性多能性幹細胞とその臨床応用への展開　　　　　松山　知弘ほか　**21**

遠隔虚血負荷を用いた脳側副血行発達促進手段の開発　　　北川　一夫　**27**

### 特集Ⅱ◆ telemedicine と telestroke

序　　　　　　　　　　　　　　　　　　　　　　　　　　鈴木　倫保　**33**

遠隔医療概説　　　　　　　　　　　　　　　　　　　　　東福寺幾夫　**34**

遠隔医療の政策動向　　　　　　　　　　　　　　　　　　長谷川高志　**38**

システム① SYNAPSE ZERO　　　　　　　　　　　　　　梅田　知昭　**42**

システム② 医療関係者間コミュニケーションアプリ Join　坂野　哲平　**45**

救急医療における遠隔医療の役割　　　　　　　　　　　　郡　　隆之　**48**

Telestroke　　　　　　　　　　　　　　　　　　　　　　石原　秀行ほか　**52**

# vol.17 no.1 2018

# 1

## 連載

### 脳血管障害の基礎知識 ～脳卒中専門医に知っておいてほしいキーワード～

〈内科系〉【第13回】
Arterial spin-labeling MRI の臨床応用 　　　　　　　　　　岡﨑　周平　57

〈外科系〉【第13回】
頭蓋内内頸動脈系の動脈解離 　　　　　　　　　　　　　　遠藤　英徳ほか　62

### 脳卒中専門医のための画像診断 　【第5回】
頭蓋内血管壁イメージング 　　　　　　　　　　　　　　　五明　美穂ほか　66

### 血管内治療・デバイス総覧 　【第7回】
Mo. Ma Ultra 　　　　　　　　　　　　　　　　　　　　江頭　裕介　73

【海外論文紹介】 Top Journal Up To Date
⑬ Ischemic core における神経細胞と血管内皮細胞の長期生存と再生 　福島　雄大　78
⑭ 抗血小板薬の長期内服患者における年齢別の出血リスクと転帰 　　作田　健一ほか　80

### 脳卒中専門医のためのリハビリテーション 　【第7回】
脳卒中リハビリテーションに有用な脳画像診断 　　　　　　　服部　憲明　83

### 忘れられないあの一例
【第20回】内頸動脈解離の一例 　　　　　　　　　　　　　　中西　泰之ほか　87

### 脳卒中救急現場からのレポート 　【第1回】
急性期虚血性脳血管障害の集約的治療を目標とする-包括的脳卒中センター
Comprehensive Stroke Center-をめざして　当院脳卒中センターの紹介 　池野　幸一ほか　91

### 特別寄稿 　　　　　　　　　　　　　　　　　　　　　　　橋本　信夫　99

バックナンバー　102　　　　　編集スタッフ　103　　　　　次号予告　104

---

表 紙 解 説

脳梗塞後の組織修復とペリサイトの関連を示す概念図
（兵庫医科大学　松山知弘先生の論文より．詳細は24頁図❹参照）

# 高齢者高血圧の治療と管理

## JSH2014改訂をふまえて

日本高血圧学会の高血圧治療ガイドライン（JSH2014）をふまえ，高齢者高血圧の診断，降圧目標，降圧薬選択，合併症対策など実臨床に役立つ情報を網羅．ガイドラインでは書ききれない高齢者病態を中心にとらえた治療の考え方を積極的に紹介．病態から治療に至る思考プロセスを紹介する「実例呈示」やクリニカルクエスチョンに答える「Q&A」も充実．高齢者高血圧を診る機会の多い内科医，循環器内科，腎臓内科専門医をめざす医師にとって有益な一冊．

監修：荻原 俊男（大阪大学名誉教授／森ノ宮医療大学学長）
編集：楽木 宏実（大阪大学大学院医学系研究科内科系臨床医学専攻 内科学講座老年・腎臓内科学教授）

B5判／並製本／208頁　定価（本体3,000円＋税）
ISBN 978-4-86550-009-7

### ● 主要目次 ●

**Lecture 1　JSH2014はこう変わった！**
1. JSH2014改訂からみた高血圧診療の課題と展望
2. 高齢者診療の視点からみたJSH2014改訂

**Lecture 2　治療前の予備知識① 高齢者の病態を理解する！**
1. 加齢に伴う血圧調節能の変化
2. 高齢者高血圧における表現型の特徴
3. 疫学からみた高齢者高血圧治療の意義　ほか

**Lecture 3　治療前の予備知識② 降圧薬の特徴を理解する！**
1. 高齢者におけるCa拮抗薬の位置づけ
2. 高齢者におけるACE阻害薬の位置づけ
3. 高齢者におけるARBの位置づけ　ほか

**Lecture 4　高齢者の診察 何に留意すべきか！**
1. 初診時の診察における留意点
2. 家庭血圧・ABPMの特性と臨床への応用
3. 臓器障害の検査・評価と留意点　ほか

**Lecture 5　高齢者の降圧療法 降圧薬はこう使う！**
1. 高齢者高血圧における降圧薬処方の基本的な考え方
2. 高齢者への降圧薬はこう使う ①降圧薬の使い分け ②注意したい薬剤の組み合わせ ③注意したい副作用とその対策
　◆実例呈示

**Lecture 6　合併症と高齢者高血圧―病態から考える治療アプローチ―**
1. 脳血管障害を伴う高齢者高血圧
2. 心疾患を伴う高齢者高血圧
3. 慢性腎臓病を伴う高齢者高血圧　ほか　◆実例呈示

**Lecture 7　高齢者における治療抵抗例へのマネジメント**
1. 高齢者治療抵抗例の要因とその対策
2. 3剤でも降圧目標未達成の腎実質性高血圧
3. 腎血管性高血圧　ほか　◆実例呈示

**Lecture 8　専門医はこう考える 一問一答**

**参考資料**　高齢者高血圧治療に関係する大規模臨床試験一覧
**一口メモ**　フレイルの概念

---

株式会社　先端医学社

〒103-0007 東京都中央区日本橋浜町2-17-8 浜町平和ビル
TEL 03-3667-5656（代）／FAX 03-3667-5657
http://www.sentan.com

# ◆座談会◆

## 脳卒中研究・臨床におけるトピックス 2018

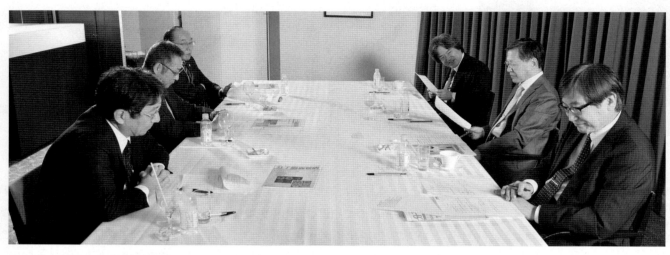

出席者（発言順）

| | | |
|---|---|---|
| 内山 真一郎 | （司会） | 国際医療福祉大学 |
| 北川 一夫 | | 東京女子医科大学医学部神経内科学 |
| 阿部 康二 | | 岡山大学大学院医歯薬学総合研究科脳神経内科学 |
| 鈴木 倫保 | | 山口大学大学院医学系研究科脳神経外科 |
| 塩川 芳昭 | | 杏林大学医学部脳神経外科 |
| 松本 昌泰 | | JCHO 星ヶ丘医療センター |

内山（司会）◆本日は2018年の特集テーマである「血行再建療法時代の脳保護療法と再生医療」「telemedicineとtelestroke」「サルコペニア・フレイルと脳卒中」「脳卒中の残余リスク」の4題について，編集幹事の先生方よりお話をいただければと思います．よろしくお願いいたします．

### ◆血行再建療法時代の脳保護療法と再生医療

北川◆血栓回収デバイスのエビデンスが確立されてきた現在，血行再建療法の重要性が非常に増し，わが国でもマルチステム®をはじめさまざまな細胞治療の試験がスタートしています．神経血管ユニットの保護という観点では脳血管内皮細胞の周囲にあるペリサイトの役割が非常に最近注目され，再生医療としては虚血誘導性多能性幹細胞の研究も進んでいます．また海外では急性期脳梗塞において，下肢の虚血負荷，遠隔虚血負荷（remote ischemic conditioning）を使った治療の臨床開発が進んでいます．その保護効果のメカニズムとしては，液性因子および神経性因子の両方が関与していると考えられています．

内山◆マルチステム®を用いた試験の進行状況についてもう少し詳しくお話しいただけますか．

北川◆マルチステム®とは，成人の骨髄から採ってきた細胞を増殖させた成人接着性幹細胞に由来する幹細胞製品で，さまざまな臨床現場に応用されています．脳領域に関しては，脳梗塞発症18～36時間以内の患者を対象に，マルチステム®を使った第Ⅱb, Ⅲ相試験の結果が2016年『Lancet Neurology』に発表されました．その報告では一部で有効性が示唆されており，より大規模な第Ⅲ相試験が現在わが国でも進行中となっています．マルチステム®は，それ自体が神経になるというよりは，ホーミングあるいはイムノモジュレーション（免疫調節）といった多面的な作用によって保護効果を示すのではないかと考えられています（図❶）．

阿部◆現在の血行再建療法としてはt-PAと血管内治療があります．t-PAについては，血行再建した場合の脳保

# 座談会

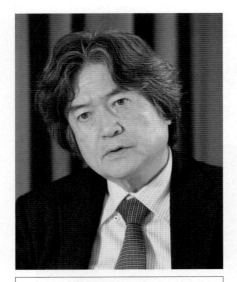

**【内山真一郎先生】**
（うちやま・しんいちろう）
国際医療福祉大学教授，山王病院・山王メディカルセンター脳血管センターセンター長
1949年，埼玉県生まれ．
【略歴】1974年，北海道大学医学部卒業，東京女子医科大学総合内科入局．1976年，同大学神経内科助手．1981〜1983年，米国 Mayo Clinic 血栓症研究室留学．1987年，東京女子医科大学神経内科講師．1995年，同助教授．2001年，同教授．2008年より同主任教授．2014年より現職．
【専門】脳卒中学，血栓止血学，臨床神経学
【研究テーマ】虚血性脳卒中の血栓形成と抗血栓療法
【趣味】スポーツ観戦，映画鑑賞，愛犬

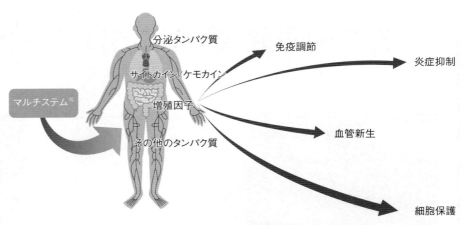

**図❶** マルチステム®の多面的作用による保護効果

護療法の研究が進み，実臨床でも多く検証されてきました．一方，血管内治療，とくにステント型リトリーバーを用いた血行再建時の脳保護療法・再生医療はあまり検討されていないと感じます．

先日『Stroke』では，ステント型リトリーバーによって血行再建が成功したものの，その後，造影剤の漏出や出血が起きていたとの報告がなされ，血管損傷のリスクが周知されつつあります．ステント型リトリーバーによる損傷が内皮のみであれば，従来の脳保護療法でもある程度はカバーできる可能性もあります．また，ステント型リトリーバー施行後に血管内皮前駆細胞（EPC）を静注して損傷した内皮を覆うということも考えられます．しかし，施行回数が多くなるほど損傷が強くなり中膜にまで及んでくるとの報告もあります．中膜まで損傷が及んだ場合に，血管保護，さらには脳保護療法をどのようにおこなっていくのか，今後の課題になっていくと思います．

鈴木◆血行再建療法をおこなう際，アテローム血栓性脳梗塞（ATBI）であるか塞栓性脳梗塞であるか，時折予測不可能であることが問題となります．ATBIはおそらく1割前後と少ないでしょうが，ステント型リトリーバーを施行すればするほど，内皮や中膜損傷が起きるリスクがあります．このような場合は脳保護に加えて血管保護というコンセプトが必要と思います．ATBIが疑われる場合，ステント型リトリーバーを試みるのか，あるいは最初から経皮的血管形成術（PTA）をおこなうのか．その辺りはコンセンサスが得られていない点だと思います．

塩川◆虚血再灌流障害に対する脳保護療法については，現在の医療体制の中では，ゴールデンアワーに患者の治療を開始できない状況もありますので，治療開始が遅れた段階でそれなりに安全に効果を発揮するということが，脳保護療法の新たな考え方として求められているように思います．

内山◆現在，DEFUSE試験など，さまざまな虚血再灌流の画像診断に関する試験がおこなわれておりますが，一方で側副血行の評価も注目されております．その辺りはいかがでしょうか．

北川◆DAWN trialでは，発症より6時間以降での血行再建について検討され，発症後6〜24時間の治療の有効性が示されております．虚血障害がそれほどなく，灌流が低下してきている段階を見つけることが重要だと思います．

脳の循環，側副血行を評価するものとしては，CT，MRIがあります．虚血領域の側副血行評価は，血行再建療法の予後を規定する重要な因子であると複数報告されています．実際に虚血が発症したときに，虚血重症度を規定している一番の要因は側副血行であると考えられます．側副血行の悪化要因は脱水や高体温，高血糖，ウイリス動脈輪形成不全などさまざまありますが，一方で側副血行を良好にする手段は現

状ありません．われわれはその手段の開発をすべく，遠隔虚血に注目して検討しています．

松本◆近年，AEDなどの普及で心臓蘇生が発達してきておりますが，そういったなかで蘇生後脳症が増えつつあります．蘇生後脳症に対しては，脳保護の原点ともいえるような低体温療法が主流となっています．脳保護療法，再生医療をおこなっていくうえで，蘇生後脳症や手術中の血流遮断などの予定虚血などをターゲットとした脳保護療法との連携も必要となりうると思います．

### ◆telemedicine と telestroke

内山◆脳卒中診療の最前線として，telemedicine，telestrokeは非常に重要なテーマです．テクノロジーが発達しているはずのわが国において，普及がうまく進んでいない現状があると思います．

鈴木◆telemedicineが盛んな欧米では，ある程度産業化されていますが，わが国では保険医療の点数という縛りがあるため，産業化がスムーズにいかないのが現状です．これまでtelemedicineは僻地あるいは離島に限られていましたが，ようやく2015年に厚生労働省より，僻地・離島に限定されないことが通達され，現在は在宅医療の領域も含めて導入が進められています．

わが国では内閣府と厚生労働省がおもにtelemedicineの推進を後押ししています．内閣府は海外輸出も視野に入れた在宅システムの産業化，厚生労働省は脳卒中領域でおこなっているような医療の提供という観点で，実用化を進めようとしています．

米国では，Comprehensive Stroke Center，あるいはtelemedicineでカバーされたPrimary Stroke Centerもあり，telestrokeの概念がしっかりとあります．一方，わが国は日本脳卒中学会を中心にこれから構築していこうという段階で，米国とくらべて遅れをとっているのが現状です．

阿部◆telestrokeが保険収載されるためには，Comprehensive Stroke Centerへの運搬とくらべてメリットがある，少なくとも同等であるというデータが必要になります．わが国でもそのようなデータが出てくれば，厚生労働省の規制も緩和されるのではないかと思います．アウトカムの検証をおこないデータを蓄積していかないと，散発的な例だけにとどまり全国的な展開に至らないと思います．

鈴木◆そういう意味で，telestrokeをわが国の脳卒中治療のなかでどのように進めていくべきか，まだまだ議論点があると思います．たとえば，drip & ship を念頭に置いたhub & spokeという考え方（図❷，❸）がありますが，最近では，直接Comprehensive Stroke Centerに搬送する（mother ship型）がdrip & shipより多くの例で予後がよい可能性の報告もなされています．

また t-PAと血管内治療の併用療法に関して，RESCUE-Japan Studyでは，わが国の一部では血管内治療医がいない空白地域があると報告されています．しかし，空白地域のなかには，drip & shipで他の地域へ転送している地域もあります．空白地域に血管内治療医がいればよいのか，あるいはトランスポーテーションやtelemedicineを活用したほうがよいのか，こういったところも議論すべきであろうと思います．

塩川◆都会においても脳卒中の救急体制は十分ではないと思います．2016

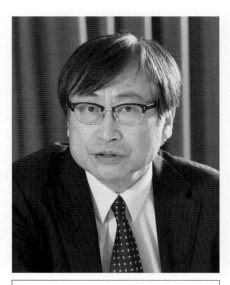

【北川一夫先生】
（きたがわ・かずお）
東京女子医科大学医学部神経内科学教授・講座主任
1958年，大阪生まれ．
【略歴】1983年，大阪大学医学部卒業．1990年，米国コロンビア大学留学．1993年，大阪大学医学部附属病院医員．1997年，大阪大学助手（第一内科）．2007年，大阪大学大学院准教授（神経内科）．2014年より現職．
【専門】脳卒中学，脳循環代謝学，臨床神経学，脳神経超音波
【研究テーマ】脳卒中の基礎的・臨床的検討，病態解明
【趣味】旅行，読書，スポーツ鑑賞

年時点で，東京都で血栓回収を想定した血管内治療を担う医師は250人います．しかし，当院のある多摩地区には住人400万人に対し，血管内治療医は50人弱となっています．ですので，都心においてもhub & spokeの形式が必要となっています．東京都などは最終的にはプレホスピタルの時点である程度の診断をおこない，治療できる拠点まで素早く搬送するという体制を目指しています．ファーストステップとしては，drip & shipないしはmother shipへ搬送するという方向性で進んでいます．

松本◆hub & spokeという考え方は救急領域で定着してきており，救急隊

# 座談会

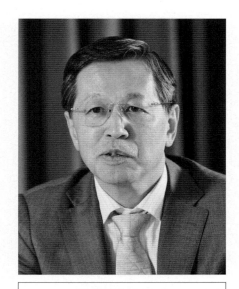

【阿部康二先生】
（あべ・こうじ）

岡山大学大学院医歯薬学総合研究科脳神経内科学教授
1956年，宮城県生まれ．
【略歴】1981年，東北大学医学部卒業．1987年，同大学院修了（医学博士）．1990年，米国ハーバード大学神経内科学教室留学．1995年，東北大学医学部附属病院講師．1996年，東北大学医学部助教授．1998年より現職．
【専門】脳卒中の臨床と研究，メタボリック・シンドロームと認知症，神経変性疾患の臨床と研究
【研究テーマ】脳卒中の遺伝子治療と再生医療，神経変性疾患の分子病態
【趣味】ワイン，テニス，読書，音楽

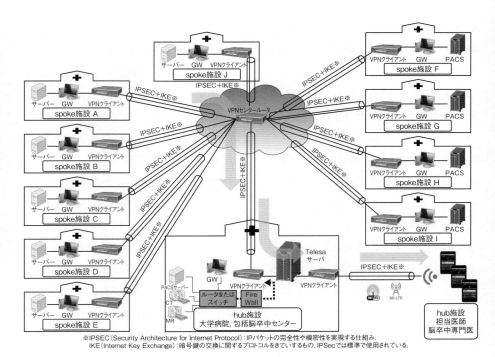

図❷　hub & spoke モデル

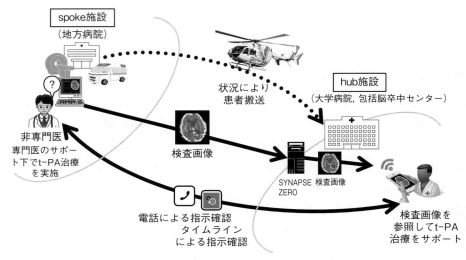

図❸　hub & spoke モデルの運用

との連携強化も重要ですね．

北川◆私も脳卒中領域では，やはり脳卒中ケアユニット（SCU）と救急車がtelestroke活用の場になると思います．画像診断はもちろんのこと，ビデオで患者の状態を送信するシステムが系統的にできればtelestrokeはかなり有効的であると思われ，もっとわが国で広がっていくのではないかと期待しています．

◆サルコペニア・フレイルと脳卒中

内山◆サルコペニア・フレイルは，超高齢化社会を迎えたわが国において，非常に注目されている概念といえます．さまざまな領域で問題になりますが，やはり脳卒中とも非常に重要な関係があり，QOLやアウトカムに影響を及ぼすものと考えられます．

塩川◆フレイルの訳は，虚弱・脆弱性（frailty）となりますが，この言葉では真の意味が伝わらないということで，2014年に日本老年医学会から"フレイル"として提唱されました．Friedらの定義が有名ですが，①体重減少，②著しい疲労感，③筋力の低下，④歩行速度の低下，⑤活動レベルの低下のうち3項目以上該当した場合にフレイルとされ（表❶），高齢者を評価する高齢者総合的機能評価（comprehensive geriatric assessment：CGA）とともに

表❶ Friedらのフレイルの定義
（Fried LP et al, *J Gerontol A Biol Sci Med Sci* 56：M146-M156, 2001 より引用）

1．体重減少
2．疲労感
3．活動度の減少
4．身体機能の減弱（歩行速度の低下）
5．筋力の低下（握力の低下）

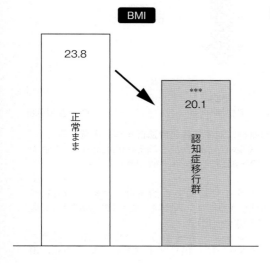

図❹ 脳卒中後の認知症とBMIの関連
（Nakano Y et al：*J Stroke Cerebrovasc Dis* 24：1621-1628, 2015 より引用）
全112名中，正常まま群58名，悪化群8名．
\*\*\*：p＜0.001

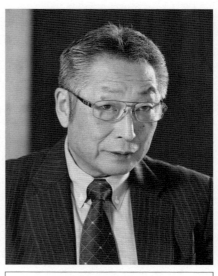

【鈴木倫保先生】
（すずき・みちやす）

山口大学大学院医学系研究科脳神経外科教授
1955年，福島県生まれ．
【略歴】1979年，東北大学医学部卒業．同年，同大学脳研脳神経外科入局．1987年，東北大学脳神経外科学講座助手．1987〜1989年，University of California at Irvine Department of Neuropathology, Psychobiology．1991年，東北大学脳神経外科学講座講師．1994年，岩手医科大学脳神経外科学講座講師．1996年，同大助教授．2000年より現職．医局員のストレスを減少させるため，できるだけ学会・課外活動に励むようにしている．
【専門】脳血管障害，神経外傷，BBB，血液凝固，脳循環代謝, drug delivery system, てんかん
【趣味】愛犬とのジョギング，南の島でお魚ポートレート撮影

重要視されています．神経疾患そのものについては当初のフレイルの定義からは除外されておりますが，軽度の認知症や脳卒中の既往などは，フレイルに何らかの影響を及ぼすことは容易に想像されます．

北川◆サルコペニア・フレイルは，潜在的に少しずつ進行していく病態だと思います．そういった観点では，脳の小血管病のゆるやかな進展，また神経変性疾患では脳の萎縮が少しずつ見られていきます．脳血管領域とも非常にパラレルな面があると考えられるのではないでしょうか．

阿部◆サルコペニア・フレイルが脳卒中発症リスクになっているというデータは現状ありませんが，脳卒中がサルコペニア・フレイルの予後不良因子となっているというデータは，少し出始めています．一方，われわれの研究では，脳卒中後の認知症は低BMI患者で多く起きていたことを報告しています（図❹）．やはり体の50％を占める筋肉量も減ってサルコペニアになることがBMIの低下に反映されますし，今後更なる検討を重ねていくべきだと思います．

松本◆フレイルの概念は再び健常な状態に戻るという可逆性が含まれます．運動して筋肉を増やし，栄養を摂る，そして脳もしっかり使うようにすれば，十分に状態が戻っていく可能性があり，脳卒中診療においてもフレイルを見逃さず，患者家族など周りへの啓発も求められると思います．

塩川◆外科の立場から見ると，フレイルのない高齢者では侵襲性のある治療も選択の一つとして考慮したり，薬物療法による二次予防も積極的におこなう．逆にフレイル高齢者では，侵襲性を伴う治療は控え，薬物療法もより慎重におこなう．このように治療を控えるCease fireとでもよぶべき基準になる考え方として魅力的であると思います．

鈴木◆抗血栓薬を服用している高齢患者では，軽微な外傷後に通常通り会話していたのに，数時間で血腫が増大して昏睡に陥り死亡する「Talk and Deteriorate」といわれる病態があります．次回（2018年）の日本脳卒中学会でも，抗血栓薬服用中の高齢者軽症頭

# 座談会

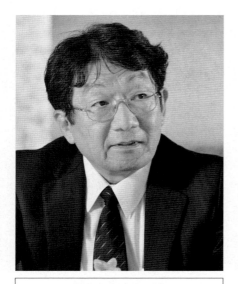

【塩川芳昭先生】
（しおかわ・よしあき）
杏林大学医学部脳神経外科主任教授，副院長
1957年，大阪生まれ．
【略歴】1982年，東京大学医学部卒業．同年，同大学脳神経外科研修医．1989年，スウェーデン Lund 大学脳神経外科留学．1991年，スウェーデン Kalorinska 病院脳神経外科留学．1992年，杏林大学医学部脳神経外科講師．1997年より同助教授．2003年より同教授．2010年より副院長．
【専門】脳卒中の外科治療，良性脳腫瘍の手術
【研究テーマ】脳卒中の外科治療
【趣味】ジョギング，漕艇（水遊び）

図❺ J-DOIT3 における従来治療群に対する強化療法群イベント発症率
（Ueki K et al, Lancet Diabetes Endocrinol 5：951-964, 2017，東京大学医学部附属病院・国立国際医療研究センター研究所 プレスリリース，2017 より引用）
従来療法群：現在のガイドラインに沿った治療群〔目標：HbA1c＜6.9％，血圧＜130/80 mmHg, LDL コレステロール＜120 mg/dl（心血管病の既往がある場合は＜100 mg/dl）〕．
強化療法群：より厳格なコントロールをめざす強化療法群〔目標：HbA1c＜6.2％，血圧＜120/75 mmHg, LDL コレステロール＜80 mg/dl（心血管病の既往がある場合は＜70 mg/dl）〕．

部外傷への注意喚起を呼びかけていく予定です．

松本◆口腔領域ではオーラルフレイルも注目されています．嚥下機能の低下は誤嚥性肺炎につながり，脳卒中患者の転帰にも大きく関連します．このように考えると，これからは各領域の専門医はそれぞれの診断・治療ばかりではなく，総合的に診ざるを得ないということです．私も認知症関連のラウンドをやっているのですが，若手の医師・看護師は専門領域の能力を高めることに熱心で，全体像を見ようとしない場合が見受けられます．そのような観点からも，高齢者を診るうえでサルコペニア・フレイルの概念は重要であり，高齢者医療に携わる全医療者が熟知しておくべき概念であろうと思います．

## ◆脳卒中の残余リスク

内山◆脳卒中では確立されたリスクファクターがあり，それらのトータルマネジメントにより8〜9割予防できます．では，残りの1〜2割を予防するためにはどうすればいいのか．一つは，それぞれのリスクファクターをさらに厳格管理することで，更なる脳卒中の予防効果を図るという考え方があります．実際に，わが国でおこなわれた大規模臨床試験である J-DOIT3 では，血圧・血糖・脂質の厳格管理群は従来治療群とくらべ，脳血管イベントの発症率が58％と大きく減少していました（図❺）．

阿部◆高血圧，脂質異常，糖尿病，心房細動と，脳卒中の主要なリスクは対策がされてきていますが，一方で高齢者は増加の一途をたどっています．それぞれ1つのリスクとしては力が弱くても，病態が重なり合えば脳卒中の引き金になり得ますので，その共通基盤として血管内皮の炎症があり，今後取り組むべき重要な点となると思います．高血圧があるから降圧薬を服用するというように，「血管の炎症があるので，こういう治療をしましょう」というような治療法があれば，残余リスクを少しでも減少させることができるのではないかと考えています．

北川◆脂質異常の残されたリスクファクターとして中性脂肪がありますが，新規フィブラート系薬剤の登場によりある程度管理が可能となり，高中性

脂肪血症のリスク低下も期待されます．

内山◆最近登場した PCSK9 阻害薬は LDL を大きく低下させます．また，リポ蛋白（a）は強力な動脈硬化作用を有しており，それに対する治療法がこれまでありませんでしたが，PCSK9 阻害薬はリポ蛋白（a）の降下作用も報告されており，ブレイクスルーが起きるかもしれません．

北川◆残余リスクは，もともと coronary の領域で，スタチンによって LDL を降下させたけれどもまだイベントが起きてしまう．そういったなかで注目されてきたのが高感度 CRP をはじめとした血管炎症マーカーになります．

血管炎症マーカーをターゲットとした治療の一つとして，2017 年に抗 IL-1β モノクローナル抗体を使った CANTOS trial の結果が発表されました．本試験では，心筋梗塞の既往があるアテローム性動脈硬化症患者で，抗 IL-1β モノクローナル抗体を追加投与したところ，主要心血管イベント（心血管死，非致死性心筋梗塞，非致死性脳卒中）の発現リスクがプラセボ群にくらべ 15％低下しており，LDL の低下がなくても大血管イベントが減少していることが示されました．以上より，アテローム血栓症の予防においては LDL と高感度 CRP，ともに重要なファクターであり，いずれかの残存はイベントリスクとなってしまうと考えられます．

松本◆残余リスクを考えるうえでは，legacy effect も含めた時間的な対応，つまりプレクリニカルな病態も含めた介入が重要です．たとえば高齢者糖尿病では，HbA1c は下げ過ぎないほうがよいといわれていますが，より早期から介入すれば対応可能となり J-DOIT3 で示されたように脳血管障害の予防にもなります．そしてなにより，脳血管障害予防は認知症予防につながります．

内山◆近年では，embolic stroke of undetermined source（ESUS）という新しい概念が出てきております．この病態に対しての予防法は確立しておらず，また ESUS に対する抗凝固薬の効果を検討した NAVIGATE ESUS は，残念ながら第Ⅲ相試験が中止となりました．

北川◆NAVIGATE ESUS は，リバーロキサバン群で出血リスクが多くなっておりました．しかしながら，ESUS のなかでも潜在性心房細動や奇異性塞栓など，抗凝固薬がよい適応になると考えられる病態はありますので，専門施設ではきっちり診断したうえで，投与可能な症例には DOAC を使用していくことが大事であると思います．

また，主幹動脈狭窄に至らないアテロームプラークから発生する血栓が塞栓源となる病態がしばしばありますが，臨床的な評価がむずかしいのが現状です．

内山◆二次予防も含めますと，たとえば，頭蓋内動脈狭窄などといった問題も出てくると思います．外科の観点からはいかがでしょうか．

塩川◆近年，くも膜下出血は治療必要数（NNT）が 100 と大きいにもかかわらず未破裂動脈瘤治療の実数から想定される以上に減少してきています．もともとくも膜下出血や脳動脈瘤は，動脈硬化性脳因子の関与が大きくはないため，血圧や喫煙への介入以上のものがこの背景にあると考えられます．実際，未破裂動脈瘤を有している患者が一般集団よりも寿命が短いということも知られつつあります．そうなりますと，動脈瘤やくも膜下出血はおもに外科が管理していますが，動脈瘤の成

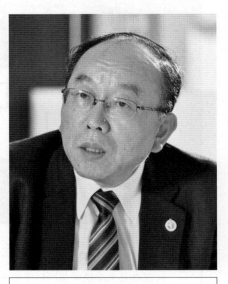

【松本昌泰先生】
（まつもと・まさやす）
JCHO 星ヶ丘医療センター病院長
1952 年，徳島県生まれ．
【略歴】1976 年，大阪大学医学部卒業．1982 年，大阪大学医学部大学院修了．1984〜1986 年，米国 Mayo Clinic 神経内科学教室留学．1997 年，大阪大学講師 医学部第一内科（神経内科併任）．1999 年，大阪大学大学院助教授 医学系研究科病態情報内科（神経機能医学併任）．2002 年，広島大学大学院脳神経内科教授．2015 年 11 月より JCHO 星ヶ丘医療センター病院長を兼任．2016 年 4 月より現職．
【専門】脳卒中学，脳循環代謝学などを中心に神経内科，老年病科の診療，教育，研究活動をおこなう．
【研究テーマ】脳血管障害の病態究明と新たな診断・治療法の確立（基礎的には脳虚血に対する細胞応答現象の究明，臨床的には脳神経超音波法や各種脳神経画像診断法の臨床応用に関する研究）
【趣味】読書，旅行

因として推定されている血管炎症などへの何らかの介入効果が想定され，そこにも隠れたリスクがあるのではないかと感じています．

内山◆以上，2018 年の特集テーマを議題に，有意義な情報についてさまざまな観点からお話しいただきました．本日はありがとうございました．

2017 年 10 月 東京にて

# ～早期診断・治療のための～ 肺高血圧症 Q&A

編集　福田 恵一
慶應義塾大学医学部内科学教室循環器内科教授

定価（本体4,400円＋税）
B5判/264頁/ISBN：978-4-86550-118-6

希少疾患である肺高血圧症は有効な治療法がなくきわめて予後不良であったが，近年，病態の解明・治療薬の開発が進み，予後改善が期待されるようになった．一方で，治療の遅れが生命予後に数年以上の差を生み出すことも明らかとなってきており，その早期診断・治療の重要性が非常に高まっている．本書はあらゆる診療科の実地医家を対象に肺高血圧症の病態から診断・治療に至るすべてのポイントを専門家が「Q＆A」形式で解説している．診療机につねに置くべき一冊．

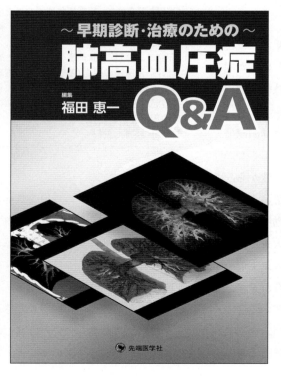

## 主要目次

**Part 1　肺高血圧症治療の現状と疫学的背景をみる**
**Q1.** 肺高血圧症とはどのような疾患なのでしょうか．最新の定義について教えてください．**Q2.** 肺高血圧症にはどのような分類があるのでしょうか．また，それぞれどのくらいの頻度と予後でしょうか．

**Part 2　肺高血圧症の早期診断をめざす**
**Q3.** 肺高血圧症の早期診断はなぜ必要なのでしょうか．治療介入のタイミングが予後に及ぼす影響について教えてください．**Q4.** 肺高血圧症の診断はどのようにおこなうのでしょうか．診断アルゴリズム，専門医紹介のタイミングについて教えてください．ほか

**Part 3　肺高血圧症の病態をみる**
**Q12.** 特発性肺動脈性肺高血圧症（IPAH）および遺伝性肺動脈性肺高血圧症（HPAH）の病態，治療指針と予後について教えてください．**Q13.** 膠原病に伴う肺動脈性肺高血圧症の病態，治療指針と予後について教えてください．ほか

**Part 4　肺高血圧症の治療戦略を探る**
**Q23.** 肺高血圧症と診断された場合，ニース分類や日本および世界のガイドラインをふまえ，どのような治療アルゴリズムが提唱されているのでしょうか．**Q24.** 肺高血圧症患者の日常生活指導のポイントと，QOLを低下させないための工夫を教えてください．ほか

株式会社　先端医学社
〒103-0007 東京都中央区日本橋浜町2-17-8 浜町平和ビル
TEL 03-3667-5656(代)/FAX 03-3667-5657
http://www.sentan.com

## 特集 I　血行再建療法時代の脳保護療法と再生医療

# 序

北川一夫
東京女子医科大学医学部神経内科学

　脳梗塞急性期治療は局所血栓回収デバイスの登場により目覚ましい進展を遂げ，各地の包括脳卒中センターでは血栓溶解療法，局所血栓回収療法までを一連の診療体制で実施できるように整備が進んでいる．従来は再開通することなく死亡あるいは重篤な神経後遺症を残していた内頸動脈塞栓の症例が，劇的に回復する機会が増えている．これまで動物モデルを用いた基礎実験では，おもに虚血再灌流モデルを用いて脳保護手段の開発がおこなわれていたが，ヒト脳梗塞症例でもまさに虚血再灌流をおこなうことが可能になったわけである．脳保護療法は，2007年に発表されたSAINTII試験で有効性が示されなかったことを最後に臨床試験がほとんどおこなわれていなかった．しかし，局所血栓回収デバイスによる血行再建療法の時代を迎えて再び脳保護療法が脚光を浴びつつある．脳保護の手段は薬剤，細胞治療，抗体治療などさまざまなものが開発中であるが，一昔前まで神経細胞保護を念頭に置いていたのに対して，現在は脳血管を構成する細胞，血液脳関門の保護を念頭に置いた手段が中心になっているようである．さらに脳機能の回復を目指した再生医療，細胞治療もわが国で臨床治験がはじまり，その研究成果が期待されるところである．血行再建療法時代を迎えて，これまで基礎実験と臨床とのあいだに存在した大きな谷間が埋まり，多くの若い研究者が脳虚血研究に興味を抱いて取り組んでいただき，大きな新発見，治療手段の画期的な進展が生まれることを期待したい．

# I. 血行再建療法時代の脳保護療法と再生医療

## 脳梗塞に対する細胞治療の現状

黒田　敏
KURODA Satoshi
富山大学医学部脳神経外科

脳梗塞に対する細胞治療の現状を，とくに最新の臨床試験の結果を中心に概説した．本治療においては，治療に用いるドナー細胞の種類，培養法，数，移植方法，タイミング，そして対象となるべき脳梗塞の病型や治療の効果評価法など，いずれにおいてもいまだに確立されておらず，非臨床試験の段階から臨床応用を強く意識したトランスレーショナル研究を多角的に推進すべきである．

**Key Words**
脳梗塞，細胞治療，幹細胞，移植，再生医療

## はじめに～脳保護薬から再生医療へのパラダイム・シフト

近年，脳卒中による死亡率は低下しているが，脳卒中に罹患している患者数は増加しており，脳卒中医療が医療や福祉分野における経費のなかでも大きな位置を占めているのは周知の事実である．わが国においても，近年は脳卒中のなかでも脳梗塞の占める割合が急速に増加しており，一次あるいは二次予防の推進とともに有効な脳保護療法や機能回復療法の開発，普及は喫緊の課題である．

長年，脳保護薬の研究開発が精力的に進められ，脳虚血における細胞障害のメカニズムに関する知見は膨大なものとなったが，現在においても有効な脳保護薬はごく少数に限られているのが現状である．近年のエピソードとして，STAIRの勧告[1]に準拠して開発が進められたスピン・トラッパーNXY-059であっても第Ⅲ相臨床試験では有意な治療効果が確認できなかったことは記憶に新しい[2]．詳細は，Savitzによる総説を参照されたい[3]．こういった経緯にもとづいて，この20年間あまり，多くの研究者が幹細胞による細胞治療を用いて，脳梗塞によって失われた神経機能を改善させるための研究に精力的に取り組んでいる．幹細胞は，あらゆる疾患の治療に寄与すると考えられており，現在も国内外で精力的な研究が実施されている．脳梗塞に対する細胞治療のドナーとなる幹細胞として，当初，胚性幹細胞（embryonic stem cell），神経幹細胞（neural stem cell：NSC）が注目されてきたが，近年は人工多能性幹細胞（induced pluripotent stem cell：iPS cell）が発見されたことにより研究の軸足は徐々に変化しつつある．一方，2000年前後に骨髄や脂肪組織などに由来する間葉系幹細胞あるいは間質細胞がさまざまな臓器の細胞に分化することが判明して以来，骨髄由来細胞を用いた再生医療の研究がこの20年あまり精力

的につづけられており，脳血管障害の分野においても例外ではない．骨髄由来細胞は患者本人からも採取，培養が可能で倫理的課題が少なく，免疫反応が少ないことから理想的な幹細胞ともいわれている[4)5)]．また，最近，成体の皮膚や骨髄中に三胚葉の細胞に分化可能な幹細胞〔multilineage-differentiating stress enduring cell（Muse 細胞）〕が発見されて臨床への応用が期待されている．

## 1 神経幹細胞（neural stem cell：NSC）

NSC は，神経細胞のほかアストロサイトなどのグリア細胞にも分化することが可能であり，以前から有望なドナー細胞の候補として研究の対象となってきた．最近，Kalladka ら[6)]は，ヒト胎児大脳皮質から単離した NSC に *c-mycER TAM* 遺伝子を導入することで不死化した細胞「CTX0E03 hNSC」を脳梗塞慢性期の 11 例に定位的に移植した．細胞治療に関連した副作用は発生せず，移植 2 年の時点で NIHSS スコアが 0〜5 点改善したと報告している．

## 2 血管内皮前駆細胞 （endothelial progenitor cell：EPC）

EPC は Bai ら[7)]によって発見された骨髄由来細胞で，さまざまな要因によって損傷した血管内皮の修復に寄与していると考えられている．実際，高血圧などの動脈硬化のリスクファクターを有する症例では，末梢血中の EPC 数が減少しているとの報告が多く，EPC の減少は脳梗塞や心筋梗塞の再発のリスクファクターである．また，脳梗塞の亜急性期に形成される新生血管の内皮細胞は骨髄に由来している．脳梗塞モデルに EPC を静注すると，脳内の brain-derived neurotrophic factor（BDNF）や endothelial nitric oxide synthase（eNOS）が上昇して脳梗塞容積の減少，神経症状の改善が得られる．

## 3 骨髄単核細胞 （bone marrow mononuclear cell）

骨髄単核細胞は cell processing center（CPC）における細胞培養の工程が不要で，遠心分離によって得ることが可能であることから最も早い段階から心筋梗塞などに対して臨床応用に用いられている細胞である．これまでに脳梗塞，脳出血を対象に 6 件の臨床試験が実施されているが，その臨床的効果は未定である[8)]．骨髄単核細胞を脳梗塞モデルに直接移植した場合，梗塞巣への遊走，神経細胞への分化，神経症状の改善の面で後述の骨髄間質細胞と比較すると劣っていることが判明している[9)]．

## 4 骨髄間質細胞（bone marrow stromal cell：BMSC）

BMSC は骨髄中の血液芽細胞の増殖や分化を制御する単核細胞で，古くから加齢とともに脂肪細胞などに分化することが知られていた．1990 年代後半に神経細胞へ分化する能力を有していることが判明して以来，数多くの基礎研究が報告されている．BMSC の一部の細胞は遺伝子プロファイルを変化させて神経細胞やアストロサイト，血管内皮などに分化する能力を有している．また，BMSC に含まれる細胞は，神経細胞など宿主の細胞と融合して自らのミトコンドリアを宿主細胞に供給することで宿主細胞のエネルギー代謝を改善する．さらに，BMSC に含まれる他の細胞は，BDNF などの成長因子やサイトカインを産生することによって，損傷した中枢神経の保護や修復にも関与している[4)5)]．

これまでに脳梗塞の少数例を対象に自己あるいは他家 BMSC を用いた臨床試験が実施されてきたが，その臨床的効果を確認するには至っていなかった[8)]．ところが，最近になって他家 BMSC を用いた複数の臨床試験が米国で実施され，安全性とともに一定の治療効果が確認されつつある．すなわち，Steinberg らは，ヒト Notch-1 intracellular domain を含むプラスミドにて改変した他家 BMSC である「SB623」を脳梗塞慢性期の 18 例に定位的に移植した．その結果，後遺症が残るような重大な副作用は発生せず，European Stroke Scale などの尺度にて神経症状の改善が得られたものの，modified Rankin Scale（mRS）を改善させるほどの治療効果は得られなかった[10)]．また，Mays と Deans は，他家 BMSC である「MultiStem」を脳梗塞患者に静脈投与する第 II 相臨床試験を実施して，その中間報告で MultiStem 群（n＝27）ではプラセボ群（n＝52）よりも予後良好例（mRS 0-1，NIHSS 0-1，BI≧95）が有意に多かったと報告している[11)]．現在，この「MultiStem」を使用した臨床試験が国内で実施されよ

特集●Ⅰ．血行再建療法時代の脳保護療法と再生医療

うとしている（治験識別記号 HLCM051）．これらの臨床試験ではいずれも BMSC は静注にて移植されているが，現在，われわれは BMSC を直接，脳に移植することで効率的な臨床効果が得られるかどうかを検証するための臨床試験を準備中である．

## 5　多能性幹細胞（Muse 細胞）

Kuroda らのグループは，BMSC をはじめとする間葉系細胞のごく一部に ES 細胞とほぼ同様の多能性を有する細胞を発見した[12]．この Muse 細胞は，ES 細胞のマーカーである SSEA-3 を用いて BMSC から単離培養することが可能で，マウス脳梗塞モデルに Muse 細胞を直接移植すると脳梗塞周囲に生着して神経症状の回復を促進することが知られている[13][14]．現在，心筋梗塞に対する臨床応用が先行しているが，今後，脳梗塞に対する臨床応用が東北大学を中心に計画されている．

## おわりに

これまで脳保護薬の開発で培ってきた知見や経験を最大限に活かして，再生医療を慎重に脳卒中，特に脳梗塞に応用する姿勢が肝要である．すなわち，基礎研究の段階から「研究のための研究」に陥ることなく，実利的な臨床応用を見据えた計画が必要である．その点で最近，厚生労働省によって策定された「脳梗塞の細胞治療製品の開発に関するガイドライン」も参照されたい[15]．

最後に，臨床に応用する際に生じる疑問（細胞移植の対象，タイミング，細胞数，経路など）を一つずつ克服していくことで，社会に説明可能な臨床試験が可能になることを強調したい．

### ●文　献●

1) Stroke Therapy Academic Industry Roundtable：Recommendations for standards regarding preclinical neuroprotective and restorative drug development. *Stroke* **30**：2752-2758, 1999

2) Kuroda S *et al*：Neuroprotective effects of a novel nitrone, NXY-059, after transient focal cerebral ischemia in the rat. *J Cereb Blood Flow Metab* **19**：778-787, 1999

3) Savitz SI *et al*：Future of neuroprotection for acute stroke：in the aftermath of the SAINT trials. *Ann Neurol* **61**：396-402, 2007

4) Kuroda S：Bone marrow stromal cell transplantation for ischemic stroke--its multi-functional feature. *Acta Neurobiol Exp*（*Wars*）**73**：57-65, 2013

5) Kuroda S：Current Opinion of Bone Marrow Stromal Cell Transplantation for Ischemic Stroke. *Neurol Med Chir*（*Tokyo*）**56**：293-301, 2016

6) Kalladka D *et al*：Human neural stem cells in patients with chronic ischaemic stroke（PISCES）：a phase 1, first-in-man study. *Lancet* **388**：787-796, 2016

7) Bai YY *et al*：Bone Marrow Endothelial Progenitor Cell Transplantation After Ischemic Stroke：An Investigation Into Its Possible Mechanism. *CNS Neurosci Ther* **21**：877-886, 2015

8) Bang OY：Clinical Trials of Adult Stem Cell Therapy in Patients with Ischemic Stroke. *J Clin Neurol* **12**：14-20, 2015

9) Shichinohe H *et al*：Bone marrow stromal cells and bone marrow-derived mononuclear cells：which are suitable as cell source of transplantation for mice infarct brain? *Neuropathology* **30**：113-122, 2010

10) Steinberg GK *et al*：Clinical Outcomes of Transplanted Modified Bone Marrow-Derived Mesenchymal Stem Cells in Stroke：A Phase 1/2a Study. *Stroke* **47**：1817-1824, 2016

11) Mays R *et al*：Adult adherent cell therapy for ischemic stroke：clinical results and development experience using MultiStem. *Transfusion* **56**：6S-8S, 2016

12) Kuroda Y *et al*：Unique multipotent cells in adult human mesenchymal cell populations. *Proc Natl Acad Sci U S A* **107**：8639-8643, 2010

13) Uchida H *et al*：Transplantation of Unique Subpopulation of Fibroblasts, Muse Cells, Ameliorates Experimental Stroke Possibly Via Robust Neuronal Differentiation. *Stem Cells* **34**：160-173, 2015

14) Yamauchi T *et al*：Therapeutic effects of human multilineage-differentiating stress enduring（MUSE）cell transplantation into infarct brain of mice. *PLoS One* **10**：e0116009, 2015

15) http://www.pref.tokushima.jp/docs/2016042200481/files/H281122YSKS1122-4.pdf

### くろだ・さとし

黒田　敏　富山大学医学部脳神経外科 教授
1986 年，北海道大学医学部卒．1995～1997 年，スウェーデン・ルンド大学留学．1998 年，北海道大学脳神経外科．2012 年～現職．
専門・研究テーマは，脳卒中の外科，脳循環代謝，再生医学．

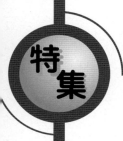

# Ⅰ. 血行再建療法時代の脳保護療法と再生医療

## 脳保護薬開発を目指したトランスレーショナルリサーチ

下畑享良
SHIMOHATA Takayoshi
岐阜大学大学院　医学系研究科　神経内科・老年学分野

われわれは血管保護療法の可能性について検討し，動物実験後，知的財産権の確保，米国ベンチャー企業との産学連携，ヒト試料を用いた検証実験をおこない，現在，米国における臨床試験の実現を目指している．アカデミア研究者が創薬研究の「死の谷」を乗り越えるためには，①対象疾患，標的分子を慎重に選択すること，②動物実験の質を高めること，③知的財産権を取得すること，④産業サイドに求められることを理解することが重要である．

### Key Words
組織プラスミノーゲンアクチベータ（t-PA），脳血管保護療法，トランスレーショナルリサーチ，知的財産権，産学連携

### はじめに

本稿では，組織プラスミノーゲンアクチベータ（t-PA）療法後の脳出血合併症の防止を目指して，われわれがおこなってきたトランスレーショナルリサーチ（TR）を紹介し[1]，さらにアカデミア研究者が，創薬研究の「死の谷」を乗り越えるために必要なことを議論したい．

### 1　t-PA療法の出血合併の防止を目指した基礎研究

t-PA療法後の脳出血合併症を防止する治療戦略としては種々の試みがあるが[2]，われわれは血管リモデリング，すなわち脳虚血後の血管の構造上の変化が，脳出血合併症に関与するという仮説を立てた（図❶）．その検証を目的として，①ヒト脳梗塞に類似したげっ歯類モデルを使用し，②標的とする血管リモデリング因子の局所脳虚血前後の発現を検討し，③有望な治療標的分子については，その阻害ないし活性化をおこない，脳出血合併症への効果を確認した．具体的には血管リモデリング因子である血管内皮増殖因子（vascular endothelial growth factor：VEGF）やアンギオポイエチン1（Ang1）を治療標的分子とした血管保護療法の可能性について検討した[3)4)]．

まず自家血血栓により中大脳動脈を閉塞するラット塞栓性中大脳動脈閉塞モデル[5]を用いて，VEGFおよびAng1の局所脳虚血前後の変化について検討した．この結果，虚血周辺部における①VEGF-VEGF受容体シグナルの活性化[6]，および②Ang1陽性血管の減少[7]が，脳虚血後24時間という早期から確認され，血管リモデリン

特集● I. 血行再建療法時代の脳保護療法と再生医療

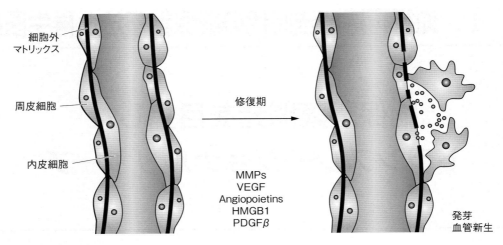

**図❶ 血管リモデリング**
一般的に脳梗塞後の修復期に，血管リモデリングを誘導する因子（血管リモデリング因子）が作用し，発芽や血管新生といった血管の構造上の変化を起こすため，血管に不安定な状況が生じると考えられているが，これらの変化が，急性期のうちからはじまり，脳出血や脳浮腫につながる可能性を考えた．
MMPs；matrix metalloproteases, VEGF；vascular endothelial growth factor（血管内皮増殖因子），HMGB1；high mobility group box 1, PDGFβ；platelet-derived growth factor β

グに伴う血管の不安定化が生じている可能性が示唆された（図❷A）．このため治療介入として，①抗VEGF抗体，VEGF受容体阻害薬，および②組み換えAng1の静注をおこなったところ，脳出血を軽減し，予後も改善した[6)7)]（図❷B）．以上より，血管リモデリング因子を標的とした治療介入は有効であると考えられた．近年，血管リモデリング因子は，t-PA療法後の出血合併症防止の治療標的分子として認識されるに至った[8)]．

## 2 臨床応用を目指したTRの実例

まずわれわれは，2009年にVEGF抑制薬に関する国内特許を出願し，2010年に特許協力条約（Patent Cooperation Treaty：PCT）にもとづく国際出願をおこなった．これはひとつの出願願書を条約に従って提出することにより，PCT加盟国であるすべての国に同時に出願したことと同じ効果を与える出願制度である．2011年より国内の複数の製薬企業に共同研究の依頼を開始したが，脳梗塞に対する創薬は困難であるという返答であった．その判断には，過去における神経保護薬を用いた臨床試験の多数の失敗が影響している印象を受けた．このため，国内における産学連携は断念し，創薬ベンチャーShimoJani LLCをサンフランシスコに設立した．新潟大学はこの創

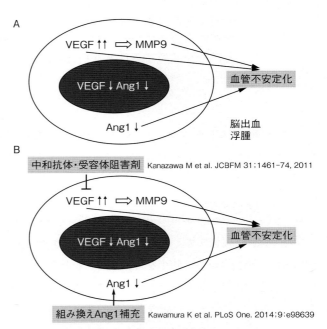

**図❷ 血管の不安定化と血管保護療法**
VEGFは脳虚血後，血液脳関門の破綻と血管新生に関与し，マトリックス・メタロプロテアーゼ9の活性化を介して細胞外マトリックスを分解する．一方，Ang1は，抗アポトーシス，抗炎症作用を介して，血管内皮細胞の生存促進をもたらし，さらに血管リモデリングを促進するAng2やVEGFに拮抗する．このためVEGFの発現増加とAng1の発現低下は治療標的と考えられる．
VEGF；vascular endothelial growth factor, MMP9；matrix metalloprotease 9, Ang1；angiopoietin1

薬ベンチャーとライセンス契約を結び，2014年には米国，2015年にはわが国におけるVEGF抑制療法の特許の権利化を完了した．同時に米国クリーブランドクリニックと共同で，動物およびヒト試料を用いたTRを開始した．VEGFが治療標的であることの妥当性をヒト試料を用いた検証実験で示し（投稿中），投資家から治験に必要な資金の調達をおこない，現在，米国での第2相臨床試験を目指した議論を米国食品医薬局（FDA）とおこなっている．

## 3 | TRと「死の谷」

われわれは本創薬シーズが，米国において基礎研究からTRに発展する過程を経験した．日米における創薬研究を比較し，日本では基礎研究と本格的研究をつなぐ創薬ベンチャーがあまり発達しておらず，治療標的から実際にヒトに投与する薬剤を開発するTRの実現が難しく，大きなギャップとなっている点で異なっていた．このギャップが日本における創薬研究の「死の谷」の一因と考えられた．

## 4 | 「死の谷」を乗り越えるために

これまでの経験から，「死の谷」を乗り越えるためには，以下の4点が重要と考えられる．

### ●1．対象疾患，標的分子を慎重に選択する

まず対象疾患の選択は重要である．患者数の多寡は，産学官患医のいずれと共同で研究を進めるか，もしくは臨床試験のデザインをどうするかに大きく影響する．臨床試験のデザインを考慮したうえで，動物を用いた基礎研究のデザインを決めることが望ましい．また治療標的分子の選択も慎重におこなう必要がある．阻害剤や活性化剤の有無，副作用，さらに既存薬再開発（drug repositioning）の可能性を考慮して決定する．

### ●2．動物実験の質を高める

動物実験の質を，ヒトにおける臨床試験レベルまで高める必要がある．Howellsら[9]は，脳梗塞治療薬に関する基礎研究論文を調査し，効果判定に使用されたラットは，大半が10匹以下であったことを報告し，ヒトにおけ

る臨床試験とくらべ，明らかに少ないことを指摘した．今後，効果の判定には，パワー計算による必要ラット数の計算に加え，治療薬の割付のランダム化，評価のマスク化による厳密な解釈が必要である．

さらに近年，動物モデルを脳梗塞患者と同じ状況に近づける必要があるというanimal model 2.0の考え方が提唱された[10]．ヒト脳梗塞に近づけるため，加齢，性，脳血管障害の危険因子（高血圧，肥満など）を考慮することや，動物の種についても，げっ歯類のみでなく霊長類を用いることが推奨される．

### ●3．知的財産権を取得する

創薬を目指すためには，知的財産権の確保は不可欠である．アカデミアが単独で，臨床試験や薬事申請をおこなうことはむずかしく，製薬企業との共同研究が必要になるが，製薬企業は特許で保護されていない薬剤は独占的販売ができないため，共同で開発することは困難となる．

しかしアカデミア研究者による知的財産権の獲得にはむずかしい問題がある．第一に，特許は大学院生教育にジレンマを招く．特許の要件のなかには，世の中に知られていないこと，すなわち「新規性・非公知」があるが，大学院生が学会・論文発表を先におこなってしまうと，その創薬シーズは「公知」となり，特許が認められなくなる．よって特許出願を完了するまでは，大学院生は発表ができず，モチベーションの低下を招くおそれがある．第二に，特許に要する費用は高額である点があげられる．医薬品は，基本的に国内外で販売されるため，国内出願に加え海外出願が不可欠となり，複数回の費用がかかる（図❸）．とくに各国移行での海外弁理士への支払いは高額となるため，どのように支払いをおこなうか計画を立てることが必要である．

### ●4．産業サイドに求められることを理解する

特許取得後は大学発ベンチャーの立ち上げや，製薬企業と産学連携をおこない，臨床試験を目指すことになる．ここで重要なのは，従来からの論文発表を目指す研究と，臨床応用・実用化を目指す産学連携とでは，考え方が異なることを認識することである．産学連携で優先されるものは，必ずしも学術的価値ではなく，イノベーションの際に重要なNABC，すなわちNeeds, Approach, Benefit, Competitionとまとめることができる[11]．Needs

特集●Ⅰ．血行再建療法時代の脳保護療法と再生医療

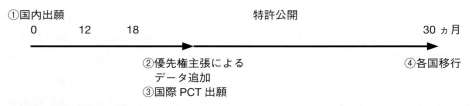

図❸　特許取得のスケジュール
筆者らの抗VEGF抗体療法の特許出願を例に示す．国内出願，優先権主張によるデータ追加，国際PCT出願，そして各国移行と，その都度，申請のための費用（手数料や弁理士への支払い）を要した．PCT；patent cooperation treaty

は「その薬剤は本当に必要なのか？」，Approachは「研究に用いた方法論は正しいか？」，Benefitは「その薬剤は利益を生むことができるのか？」，そしてCompetitionは「競合薬剤に勝つことができるのか？」という質問に置き換えることができる．基礎研究後に，これらについてはじめて考えるのではなく，基礎研究をデザインする段階からこれらについては考えておく必要がある．

## おわりに

近年，機械的血栓除去術のエビデンスが確立し，血行再建療法直後の治療薬の投与が可能になった．理想的にはさまざまな脳保護効果（血管保護，神経細胞保護，抗炎症作用など）をもつものが望ましく，そのような創薬シーズとしてわれわれは成長因子プログラニュリンの検討をおこなっている[12]．血行再建療法の発展は，脳保護薬研究の新たなステージをもたらしたといえる．今後の大きな発展が期待される．

### 謝辞

金澤雅人先生，川村邦雄先生，高橋哲哉先生（新潟大学脳研究所神経内科脳循環代謝チーム），辰巳政弘教授（現独立行政法人工業所有権情報・研修館），宮田敦久教授（新潟大学知的財産創成センター），林敏和コーディネーター（同研究企画推進部産学連携課），S. Clymer氏，L. Kauvar氏（ShimoJani LLC）に深謝します．

### ●文献●

1) Kanazawa M et al：Therapeutic Strategies to Attenuate Hemorrhagic Transformation After Tissue Plasminogen Activator Treatment for Acute Ischemic Stroke. J Atheroscler Thromb 24：240-253, 2017
2) 下畑享良ほか：tPA療法後の脳出血合併症防止を目指した治療戦略．脳循環代謝 23：166-174, 2012
3) Bergers G et al：Matrix metalloproteinase-9 triggers the angiogenic switch during carcinogenesis. Nat Cell Biol 2：737-744, 2000
4) Gamble JR et al：Angiopoietin-1 is an antipermeability and anti-inflammatory agent in vitro and targets cell junctions. Circ Res 87：603-607, 2000
5) Okubo S et al：FK-506 extended the therapeutic time window for thrombolysis without increasing the risk of hemorrhagic transformation in an embolic rat stroke model. Brain Res 1143：221-227, 2007
6) Kanazawa M et al：Inhibition of VEGF signaling pathway attenuates hemorrhage after tPA treatment. J Cereb Blood Flow Metab 31：1461-1474, 2011
7) Kawamura K et al：Effects of angiopoietin-1 on hemorrhagic transformation and cerebral edema after tissue plasminogen activator treatment for ischemic stroke in rats. PLoS One 9：e98639, 2014
8) Jickling GC et al：Hemorrhagic transformation after ischemic stroke in animals and humans. J Cereb Blood Flow Metab 34：185-199, 2014
9) Howells DW et al：Bringing rigour to translational medicine. Nat Rev Neurol 10：37-43, 2014
10) Animal Models 2.0：co-morbid conditions, optogenetics and other new directions. Internatonal stroke conference 2014. Pre-conference symposium II.
11) Carlson CR et al：It's as simple as NABC：how Liz got her job. In：Innovation：The five disciplines for creating what customers want. Crown Business, New York, 2006. pp85-100
12) Kanazawa M et al：Multiple therapeutic effects of progranulin on experimental acute ischaemic stroke. Brain 138：1932-1948, 2015

### しもはた・たかよし

下畑享良　岐阜大学大学院 医学系研究科 神経内科・老年学分野 教授

1967年，栃木県生まれ．1992年，新潟大学医学部卒業．2001年，同大学院修了（医学博士）．2004年，米国スタンフォード大学客員講師．2007年，新潟大学脳研究所神経内科准教授．2017年より現職．専門は脳卒中・神経変性疾患・睡眠疾患の臨床と研究．趣味は読書とネコ．

特集

# I. 血行再建療法時代の脳保護療法と再生医療

# 脳虚血病態におけるペリサイトの役割

吾郷哲朗

AGO Tetsuro

九州大学病院　腎・高血圧・脳血管内科

いかなる条件下であっても，脳機能維持において neurovascular unit の概念を欠くことはできない．神経活動が問題なく遂行されるためには健常な血液脳関門の存在と神経活動に応じた血流制御が不可欠でありペリサイトが重要な役割を担う．また，脳梗塞発生後の組織修復過程においてもペリサイトが重要な役割を担うことが明らかとなりつつある．ペリサイトは脳虚血病態において治療標的となりうる興味深い細胞と考えられる．

Key Words
血液脳関門，neurovascular unit，neurovascular coupling，脳虚血，ペリサイト

## はじめに

ペリサイトは細小血管から毛細血管のレベルにおいて内皮細胞周囲に存在する壁在細胞である．内皮細胞に対するその存在比率は体内でも脳血管でとくに高い[1]．ペリサイトは臨床家にとってあまり馴染みのない細胞であるが，血液脳関門（blood-brain barrier：BBB）の構築維持や脳血流制御といった役割のみならず，種々の脳病態下においても重要な役割を果たすことが示唆されている．本稿では，近年確立された"neurovascular unit（NVU）"の概念[1,2]について簡潔に言及し，脳虚血病態におけるペリサイトの役割について概説する．

## 1　なぜペリサイトは注目されているのか？

脳機能を司るのは紛れもなく「神経細胞」である．脳機能を維持するためには神経細胞機能を維持する必要があり，グルコースを中心とした栄養素および酸素の供給，すなわち脳血流の維持が不可欠である．脳血流は常に一定なわけではなく，神経活動に合わせて変化している．神経活動が高まれば血流は増加する必要があり，不十分であれば神経細胞機能不全の原因となる．逆に必要以上の急激な血流増加（＝過灌流）も神経過活動（てんかん）や機能不全の原因となりうる．ゆえに神経活動に応じた脳血流は厳密に制御される必要がある（＝neurovascular coupling）[3]．血流を運ぶ毛細血管は神経細胞近傍まで張り巡らされている（図❶）．アストロサイトは両者のあいだに位置して神経細胞の活動環境を整えてい

特集● I．血行再建療法時代の脳保護療法と再生医療

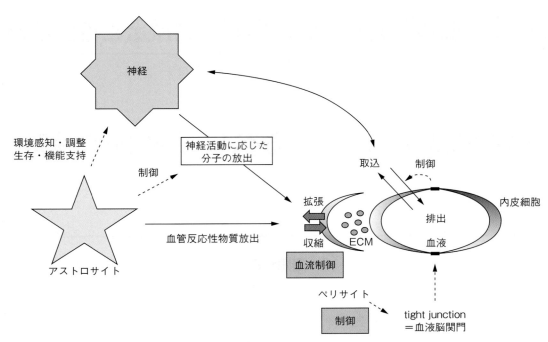

**図❶** Neurovascular unit 構成細胞間の相互作用
ペリサイトはtight junctionの構造維持および神経活動に応じた血流制御において重要な役割を担う．

る．神経細胞の活動に応じて細胞間隙に放出されたグルタミン酸・カリウム・二酸化炭素・一酸化炭素など血管拡張刺激となる分子群はアストロサイトにより厳密に制御されている[3]．また，神経細胞活動を感知してアストロサイトは脳血流制御分子を独自に産生する．ペリサイトはこれらの分子を感知して脳血管を拡張（・収縮）させ脳血流を変化させている（図❶）[3]．ゆえにペリサイト機能不全や脱落があると脳血流の維持が困難となる[4]．

一方，神経細胞機能維持に必要な分子群の脳への取り込み，さらには不要な分子群の脳からの排出はBBBによって厳密に制御されている（図❶）[2]．BBBを直接的に構成するのは隣接する内皮細胞同士によって形成されるtight junctionであるが，ペリサイトはtight junctionの形成に大きな影響を及ぼす．実際，体内で血液関門を形成する脳や網膜では，他臓器にくらべ内皮細胞に対するペリサイトの存在比率が際立って高いことが知られている[1]．内皮細胞・ペリサイトの相互作用とこれらの細胞から分泌される細胞外マトリックス（extracellular matrix：ECM）によってBBBの原型が形成される．さらにアストロサイトがこれらに対して足突起を接着させて成熟したBBBとなる．これらの細胞群に神経細胞を加えて"NVU"とする概念が近年構築され確立されている（図❶）[1,2,5]．

脳保護を目指すには神経細胞のみならず，NVUを全体として維持し保護しなければならないという考えにもとづくものである[5]．ペリサイトはNVUを構成する細胞の一つであり，その構造維持と血流維持において重要な役割を果たすこと，さらに生活習慣病や虚血病態で傷害を受けやすい細胞であることなど，臨床的な視点からも注目される細胞となっている．

## 2 脳梗塞サイズを決定する因子

脳血管に狭窄もしくは閉塞が生じた際に，その末梢灌流域で神経細胞死が生じるか否かは，①細小血管がどの程度健常で，どの程度脳の隅々まで張り巡らされているか（＝血管床の多寡），②Willis動脈輪や軟膜動脈吻合による側副血行がどの程度発達しているか，③神経細胞（＋グリア細胞）が虚血に対してどの程度の耐性を有しているか，などによって決定される．細小血管の強度・脆弱性や血管床の多寡は，血管新生能すなわちペリサイトによる内皮細胞の被覆能力とほぼ相関すると考えられる[6]．加齢や糖尿病などの生活習慣病はペリサイト機能を低下させることで血管床の維持を困難にする[3]．同様に軟膜動脈吻合も生活習慣病のコントロール状況によっ

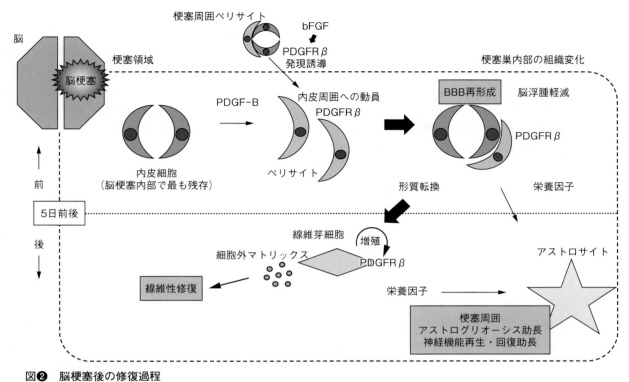

**図❷ 脳梗塞後の修復過程**
脳梗塞修復過程をペリサイトの立場から示す．脳梗塞発症5日目（破線上部）くらいまでペリサイトはBBB再構築に寄与する．5日目前後から（破線下部）ペリサイト由来PDGFRβ陽性細胞は，細胞外マトリックス・タンパク質を分泌しながら梗塞内部を充填し，線維性修復や周囲アストログリオーシス活性化などの役割を担う．

て影響を受けることが報告されている[3]．マウスには複数の系統が存在するが，細小血管構築の強度や軟膜動脈吻合の多寡には遺伝的な差異が存在し，梗塞サイズや虚血再灌流傷害の程度に影響を及ぼすことが知られている[7]．ヒトにおいても同様の遺伝的要因が存在する可能性があり，これらの因子を同定できれば興味深い．

## 3 ペリサイトは内皮細胞よりも虚血に対して脆弱である

虚血領域内部において脳構成細胞がすべて同じタイミングで細胞死に陥るわけではない[8]．中枢側血管が高度狭窄〜閉塞すると血液の最も届きにくい末梢領域の神経細胞の一部が細胞死に陥るが，周囲アストロサイトはその機能をフル回転させて神経細胞死を回避しようとする[8]（**図❶**）．アストロサイトの限界を超えるとアストロサイト死とともに神経細胞死が生じる．虚血耐性現象とは，梗塞が生じない軽度の虚血刺激を前もって与えておくと，本来なら梗塞を生じうる虚血刺激に対しても抵抗性を示すという現象であるが，神経細胞自身のみならず，アストロサイト機能強化もその一因となる[9]．一方，神経系細胞にくらべ，内皮細胞は虚血に対して強い抵抗性を示す[8]．中大脳動脈永久閉塞により灌流域に広範囲脳梗塞を生じても内皮細胞は3〜4日生存しうるとされている．一方で，ペリサイトは内皮細胞にくらべてきわめて脆弱である[8]．再灌流までの時間が長くなればなるほどペリサイト死が生じる可能性は高くなり，ペリサイト死が生じると血流の維持が困難となり梗塞の拡大に拍車がかかる．再灌流時にときに見られるno reflow現象の成因の一つとしてペリサイト機能障害・脱落があげられる[4]．

## 4 ペリサイトは脳梗塞後組織修復過程においてもkey playerである

脳梗塞発症後の組織修復においても，ペリサイトは重要な役割を果たす（**図❷**）．脳梗塞内部に残存した内皮細胞や血管内腔に凝集した血小板はPDGF-Bを分泌する．一方，虚血領域近傍の神経，内皮，ペリサイトはbFGFを産生し近傍のペリサイトに作用してPDGFRβの発現を誘導する[10]．PDGF-B-PDGFRβの作用により内皮細

特集● I．血行再建療法時代の脳保護療法と再生医療

胞周囲へのペリサイトの動員と被覆が3～5日かけて生じる．この経過に一致して脳浮腫が軽減すること，PDGFRβ 機能不全マウスでは BBB の破綻が遷延すること，などから PDGFRβ 陽性ペリサイトが BBB の再構築に対して重要な役割を担う可能性が高い[11]．

PDGFRβ 陽性細胞による内皮細胞被覆完了は，BBB の再構築とともに有効な血流再開を意味する．BBB 再構築完了後，PDGFRβ 陽性ペリサイトの一部は血管壁を離れ線維芽細胞様の細胞へと形質転換して増殖し梗塞内部を占拠する．Goritz ら[12]はこの細胞を type A 細胞とよんでいる．PDGFRβ 陽性細胞はフィブロネクチンやコラーゲンなどの細胞外マトリックス・タンパク質を分泌しながら梗塞内部を占拠して線維性応答を担う（図❷）[12)13]．PDGFRβ 発現抑制マウスでは，梗塞内部における細胞外マトリックスの蓄積が低下し梗塞巣の組織修復が抑制される[13]．一般に慢性炎症に伴う線維性変化は組織修復の阻害因子と考えられているが，逆に脳梗塞のような急性傷害においてはすみやかな組織修復が機能回復に不可欠であると思われる．PDGFRβ 陽性細胞は間葉系幹細胞と類似の遺伝子発現プロファイルを有し，神経栄養因子や増殖因子など多様な液性因子を産生しうる[14]．PDGF-B 刺激によって PDGFRβ 陽性細胞は NGF，NT-3 などの神経栄養因子を産生し，神経細胞生存やアストロサイト活性化にも寄与する（図❷）[11)15]．実際，PDGFRβ ノックアウトマウスにおいては梗塞周囲領域のアストログリオーシスが減弱する[8]．また，同一サイズの梗塞巣が形成された後でも，早期に再灌流が生じると梗塞内部により多くのペリサイトが残存し，良好な組織修復と機能回復が生じる[8]．

## おわりに

ペリサイトの生理機能および脳虚血時の役割について概説した．脳機能維持および障害時の機能回復を促進するには，神経細胞のみならず NVU の概念を導入し活用することが重要である．ペリサイトはその一翼を担い，脳梗塞治療の標的となりうる興味深い細胞と思われる．

### ●文 献●

1) Armulik A *et al*：Pericytes：developmental, physiological, and pathological perspectives, problems, and promises. *Dev Cell* 21：193-215, 2011

2) Abbott NJ：Blood-brain barrier structure and function and the challenges for CNS drug delivery. *J Inherit Metab Dis* 36：437-449, 2013

3) Hu X *et al*：Cerebral Vascular Disease and Neurovascular Injury in Ischemic Stroke. *Circ Res* 120：449-471, 2017

4) Yemisci M *et al*：Pericyte contraction induced by oxidative-nitrative stress impairs capillary reflow despite successful opening of an occluded cerebral artery. *Nat Med* 15：1031-1037, 2009

5) del Zoppo GJ：Stroke and neurovascular protection. *N Engl J Med* 354：553-555, 2006

6) Bell RD *et al*：Pericytes control key neurovascular functions and neuronal phenotype in the adult brain and during brain aging. *Neuron* 68：409-427, 2010

7) Zhang H *et al*：Wide genetic variation in the native pial collateral circulation is a major determinant of variation in severity of stroke. *J Cereb Blood Flow Metab* 30：923-934, 2010

8) Tachibana M *et al*：Early Reperfusion After Brain Ischemia Has Beneficial Effects Beyond Rescuing Neurons. *Stroke* 48：2222-2230, 2017

9) Hirayama Y *et al*：Astrocyte-mediated ischemic tolerance. *J Neurosci* 35：3794-3805, 2015

10) Nakamura K *et al*：Possible involvement of basic FGF in the upregulation of PDGFRβ in pericytes after ischemic stroke. *Brain Res* 1630：98-108, 2016

11) Arimura K *et al*：PDGF receptor β signaling in pericytes following ischemic brain injury. *Curr Neurovasc Res* 9：1-9, 2012

12) Goritz C *et al*：A pericyte origin of spinal cord scar tissue. *Science* 333：238-242, 2011

13) Makihara N *et al*：Involvement of platelet-derived growth factor receptor β in fibrosis through extracellular matrix protein production after ischemic stroke. *Exp Neurol* 264：127-134, 2015

14) Caplan AI *et al*：The MSC：an injury drugstore. *Cell Stem Cell* 9：11-15, 2011

15) Ishitsuka K *et al*：Neurotrophin production in brain pericytes during hypoxia：a role of pericytes for neuroprotection. *Microvasc Res* 83：352-359, 2012

### あごう・てつろう

吾郷哲朗　九州大学病院　腎・高血圧・脳血管内科 講師
1993 年，九州大学医学部卒．2005 年，New Jersey Medical School 留学．2009 年，九州大学病院　腎・高血圧・脳血管内科 助教．2016 年，同 講師．
専門は，生活習慣病・脳血管障害の臨床，分子細胞生物学．
研究テーマは，脳微小循環，活性酸素種の分子細胞生物学．脳障害後の組織修復・機能回復機構の解明．
趣味は，脳卒中発症予防・機能回復促進に関する情報発信．

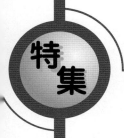

## I. 血行再建療法時代の脳保護療法と再生医療

# 虚血誘導性多能性幹細胞とその臨床応用への展開

松山知弘[1]，中込隆之[1]，高木俊範[2]，吉村紳一[2]
MATSUYAMA Tomohiro, NAKAGOMI Takayuki, TAKAGI Toshinori, YOSHIMURA Shinichi
[1]兵庫医科大学 先端医学研究所 神経再生研究部門
[2]兵庫医科大学 脳神経外科

成体脳で神経幹細胞が存在することが報告されて久しい．しかし脳梗塞のような脳障害時に出現する幹細胞はあまり知られていない．われわれが発見した虚血誘導性幹細胞は，いわゆる人工的に誘導された万能幹細胞や，正常組織から分離増殖された組織幹細胞とは異なる運命と役割をもっていると思われる．虚血病態に特異的に反応して変化する細胞群が生体内に存在するという事実は，今後の組織再生・修復をめざした治療法の確立に大いに貢献するものと思われる．

### Key Words
虚血傷害誘導性幹細胞，ペリサイト，リプログラミング，一過性脳虚血

## はじめに

人類はこれまで，脳の基礎および臨床研究を通して脳梗塞に対する治療法を見出す努力をしてきた．脳循環代謝調節機構の解明や神経細胞死の抑制法，虚血耐性現象の発見などの脳虚血病態の研究は脳梗塞予防のための臨床に活かされている．現在では，血栓溶解療法や血管内手術による血行再建療法が進歩し，その治療効果が報告されているものの，なお後遺症で苦しむ人も多いのが現状である．そうしたなかで，再生医療は脱落した神経機能を回復できる新たな治療法になることが期待されている．われわれが見出した虚血誘導性多能性幹細胞（ischemia-induced multipotent stem cells：iSCs）[1)2)]はマウスの脳梗塞に陥った組織で生まれる内在性幹細胞であるが，ヒト脳梗塞巣からも同様の細胞が存在することがわかっている[3)]．本稿では，この iSCs の脳修復機構への関与，および脳梗塞治療にいかに活用できるかについて概説する．

## 1　虚血誘導性神経・多能性幹細胞の発見

われわれ[4)]はマウスの脳梗塞モデルにおいて脳梗塞巣内に脳虚血によって誘導される内在性神経幹細胞〔虚血誘導性神経幹細胞（ischemia-induced neural stem/progenitor cells：iNSPCs）〕を発見した．現在までにこの幹細胞の起源は脳血管ペリサイトがリプログラミングをうけて幹細胞化した虚血ペリサイト（ischemic pericytes：iPCs）であることがわかっている．当初この iPCs は間葉系幹細胞の性格もあわせもち，血管内皮細胞をはじめ，

特集●Ⅰ．血行再建療法時代の脳保護療法と再生医療

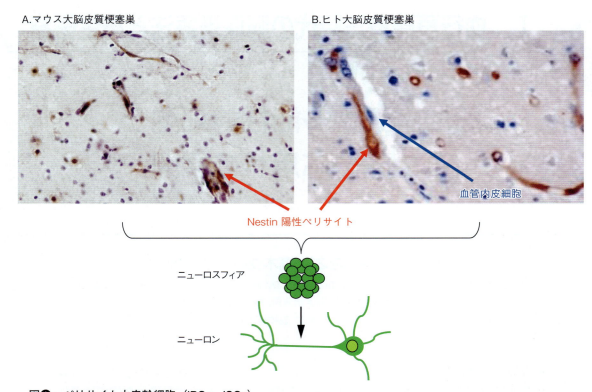

**図❶　ペリサイト由来幹細胞（iPCs，iSCs）**
マウス脳梗塞（A）およびヒト脳梗塞病理脳（B）における Nestin 陽性ペリサイトを示す．これらは内皮細胞の周囲に局在し，PDGFRβ などのペリサイトマーカーを発現している．どちらの梗塞巣から抽出した細胞もニューロスフィアを形成し，ニューロンに分化する．

血球（ミクログリア）や脂肪，軟骨，骨にも分化する多能性幹細胞（iSCs）として存在するが[1]，ニューロスフィアを形成させると，ニューロン，アストロサイト，オリゴデンドロサイトに分化する神経幹細胞になる（図❶）．ペリサイト由来のこの幹細胞はヒト脳梗塞巣でも見出されており[5]，分離培養するとマウスと同様にニューロスフィアを形成してニューロンに分化することもわかっている[3]．したがって iSCs/iNSPCs はうまく誘導すると，障害脳の神経系を含めた組織修復に関与する十分な能力をもっていると推察される．

## 2　永久虚血と一過性虚血の病態

脳梗塞急性期の血行再建に伴う脳の病態はマウスモデルで再現できる（図❷）．われわれの考案した CB17 系統マウス脳梗塞モデルは梗塞領域の再現性がきわめて良好であり[6]，梗塞を引き起こす一過性の虚血時間にも再現性がある[7]．前述したように，脳虚血病態における血行再建術は脳梗塞を抑制できる一方で，永久虚血によってもたらされる病態とはかなり異なり，一過性脳虚血による虚血・再灌流障害といった病態を引き起こす．これには末梢血からの炎症細胞の浸潤やフリーラジカル発生，アポトーシスの誘導などが含まれる．iSCs/iNSPCs は永久虚血によってもたらされた梗塞部位に存在するが，一過性脳虚血による障害部位からも数は少ないながらも産生されていることがわかった（図❷）[8]．このことは，血行再建術を施された患者においても，iSCs/iNSPCs を活用できることを強く示唆している．一方，脳梗塞に至らない軽度の脳虚血でも iSCs/iNSPCs は血管周囲で産生され，これは脳組織内で幼弱なニューロンに分化することもわかっている（図❸）．以上の所見は，血管壁細胞であるペリサイトが虚血障害に応じて on demand に分化し，組織の修復に関与することを示しているのかもしれない．

## 3　脳血管ペリサイトのリプログラミング

脳血管ペリサイトの一過性脳虚血前後での形態変化を微細構造的に観察すると，正常脳でのペリサイトの核は

虚血誘導性多能性幹細胞とその臨床応用への展開

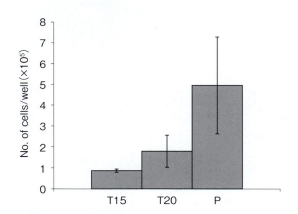

**図❷　一過性脳虚血作製後に得られる iSC 細胞数**
（Nakata M *et al*, 2017[8]より引用）
A：マウス中大脳動脈閉塞による一過性脳虚血作製法を示す．血管下にナイロン糸を通し，180 度回転させることで血管閉塞と再灌流が容易に可能となる．
B：虚血時間を 15 分間（T15），20 分間（T20）および永久閉塞（P）後に虚血領域より単離できる iSCs 数を示す．永久閉塞に比較して数は少ないが，一過性虚血後にも iSCs 抽出は可能である．

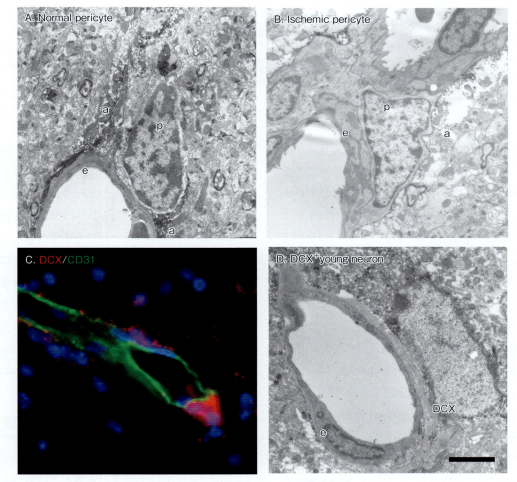

**図❸　一過性脳虚血（15 分）後の大脳皮質における血管ペリサイトの電顕像**
A：正常脳のペリサイト（p）は内皮細胞と基底膜を介して存在し，その核の電子密度は高いのに対し，B：虚血負荷後 3 日目のペリサイトの核の電子密度は低くなっており，核内の変化が示唆される．C：7 日目になると血管内皮細胞（CD31，緑）の周囲に Doublecortin 陽性細胞が出現する（DCX，赤）．D：免疫電顕で観察すると血管周囲の細胞が DCX 陽性であることがわかる．a：アストロサイト，e：血管内皮細胞，p：ペリサイト

特集●Ⅰ．血行再建療法時代の脳保護療法と再生医療

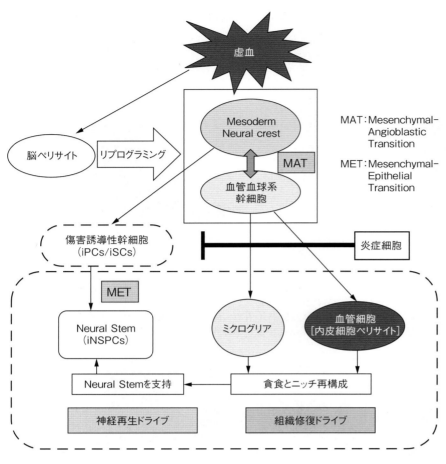

図❹ 脳梗塞後の組織修復とペリサイトの関連を示す概念図
ペリサイトは正常脳ではBlood Blain Barrierの一員として脳循環代謝に関与しているが，虚血負荷を受けるとリプログラミングを受けて組織修復に関与する幹細胞となると予想される．炎症細胞はこの幹細胞の産生を抑制するので，炎症のコントロールが神経再生のカギを握ると考えられる．

電子密度が高いのに対し虚血負荷を受けたペリサイトではきわめて低く，また幼弱ニューロンのマーカーであるdoublecortin（DCX）を発現するペリサイトでは核形状が丸くなっていることがわかる（図❸）．発現蛋白を培養iSCsで検討すると，培養直後は神経系マーカーの発現は弱く，αSMA, Twist, Sox9, Snail, Slugなどの間葉系マーカーの発現が強い．一方，これを血管系の誘導培地で培養すると，MAT（mesenchymal-angioblastic transition）と類似の機序にてCD31といった血管系マーカーを発現する細胞に分化する．また，神経系への分化培地で培養すると，間葉系マーカーが減少してSox2, MAP2の発現が上昇する．つまり，間葉系優位であったiSCsが，MET（mesenchymal-epithelial transition）と類似の機序にて神経系へと転換したと考えられる（図❹）[1]．

ペリサイトのリプログラミングや分化においてはその周囲の組織環境が重要と思われる．iSCsの起源が血管の周囲に存在するペリサイトであることから，その幹細胞化には，隣接して存在する血管内皮細胞も重要な役割を果たしている可能性がある．すでにわれわれは臍帯血由来のCD34細胞や，骨髄由来の単核球（bone marrow derived mononuclear cells：BMMCs）が血管内皮細胞再生を介してiSCs/iNSPCsの増殖を促進することを報告している[9)10)]．このことから血管内皮細胞は幹細胞としてのペリサイトのニッチとしても重要なはたらきをしていると考えられる[11]．しかし，一方で，iSCsは血管内皮細胞への分化能もあわせもち，またニッチ自身も幹細胞になりうるので，この両者は脳虚血後におたがいに刺激しあって幹細胞を産出し，組織修復に貢献しているとも考えられる．今後は，ペリサイトが幹細胞としてその機能を十分に発揮できる環境を検討することが肝要と思われる．

## 4　脳梗塞の神経再生療法の展望

iSCs/iNSPCsは梗塞巣内で産生される一方，末梢血からの炎症細胞により大きな影響を受けることがわかっている[12]．免疫不全マウス脳梗塞巣からiNSPCsを分離すると免疫が正常なマウスから産生されるニューロスフィアよりも数が有意に多い．また，iNSPCsはTNF受容体

やFas抗原を発現しており，活性化リンパ球との反応でアポトーシスによる細胞死を起こす[13]．これらのことより，成体脳で産生された内在性幹細胞も成熟したニューロンや神経系細胞と同様にリンパ球などの炎症細胞の影響を強く受けることが判明している．したがって，内在性神経幹細胞の保護のためにも炎症コントロールが重要で，これが組織修復・再生のカギを握るといっても過言ではない（図❹）．現在細胞治療の一環として間葉系幹細胞移植による治療が注目されているが，その効果発揮のメカニズムとして炎症コントロールが示唆されている．ここで強調したいのは，これらの細胞治療によって救われる細胞は決して成熟細胞だけでなく，新たに産生された内在性神経幹細胞も含まれるということを理解すべきであろうと考えられる．

## おわりに

iSCs/iNSPCsはさまざまな幹細胞・未分化細胞マーカー（nestin，Sox2，Klf4，c-myc，Nanogなど）を発現しているものの，山中4因子の一つであるOct3/4の発現は認めなかった．このことは，虚血負荷によってペリサイトは幹細胞化するものの，embryonic stem（ES）細胞やinduced pluripotent stem（iPS）細胞のような万能幹細胞とは異なる特性を有する幹細胞であることを示している．おそらく，がん細胞化する可能性は低いため，抽出培養して外来性に移植する戦略も考えられるが，せっかく生体脳で生まれた細胞であるので，できるだけ生体内で生理的な増殖・分化を試み，機能的にも脳修復ができる治療法を考案していきたいと念じている．

### ●文　献●

1) Nakagomi T et al：Brain vascular pericytes following ischemia have multipotential stem cell activity to differentiate into neural and vascular lineage cells. *Stem Cells* **33**：1962-1974, 2015

2) Nakagomi T et al：Ischemia-induced neural stem/progenitor cells in the pia mater following cortical infarction. *Stem Cells Dev* **20**：2037-2051, 2011

3) Tatebayashi K et al：Identification of Multipotent Stem Cells in Human Brain Tissue Following Stroke. *Stem Cells Dev* **26**：

787-797, 2017

4) Nakagomi T et al：Isolation and characterization of neural stem/progenitor cells from post-stroke cerebral cortex in mice. *Eur J Neurosci* **29**：1842-1852, 2009

5) Nakayama D et al：Injury-iduced neural stem/progenitor cells in post-sroke human crebral cortex. *Eur J Neurosci* **31**：90-98, 2010

6) Taguchi A et al：A reproducible and simple model of permanent cerebral ischemia in CB-17 and SCID mice. *J Exp Stroke Transl Med* **3**：28-33, 2010

7) Kasahara Y et al：A highly reproducible model of cerebral ischemia/reperfusion with extended survival in CB-17 mice. *Neurosci Res* **76**：163-168, 2013

8) Nakata M et al：Induction of perivascular neural stem cells and possible contribution to neurogenesis following transient brain ischemia/reperfusion injury. *Transl Stroke Res* **8**：131-143, 2017

9) Taguchi A et al：Administration of CD34+cells after stroke enhances neurogenesis via angiogenesis in a mouse model. *J Clin Invest* **114**：330-338, 2004

10) Nakano-Doi A et al：Bone marrow mononuclear cells promote proliferation of endogenous neural stem cells through vascular niches after cerebral infarction. *Stem Cells* **28**：1292-1302, 2010

11) Nakagomi N et al：Endothelial cells support survival, proliferation, and neuronal differentiation of transplanted adult ischemia-induced neural stem/progenitor cells after cerebral infarction. *Stem Cells* **27**：2185-2195, 2009

12) Saino O et al：Immunodeficiency reduces neural stem/progenitor cell-apoptosis and enhances neurogenesis in the cerebral cortex after stroke. *J Neurosci Res* **88**：2385-2397, 2010

13) Takata M et al：Glucocorticoid-induced TNF receptor-triggered T cells are key modulators for survival/death of neural stem/progenitor cells induced by ischemic stroke. *Cell Death Differ* **19**：756-767, 2012

### まつやま・ともひろ

松山知弘　兵庫医科大学先端医学研究所神経再生研究部門教授
1978年，大阪医科大学卒業．大阪大学医学部第一内科．1986年，オランダ国立グロニンゲン大学　研究員．1989年，兵庫医科大学第五内科　助手．1990年，兵庫医科大学第五内科　講師．2005年12月，兵庫医科大学先端医学研究所神経再生研究部門　教授．2013年4月，兵庫医科大学先端医学研究所　所長．現在に至る．
専門は，脳卒中学，脳循環代謝学，幹細胞学．
研究テーマは，再生医療的手法を用いた脳血管障害治療法の開発に関する研究．
趣味は，帆船製作．

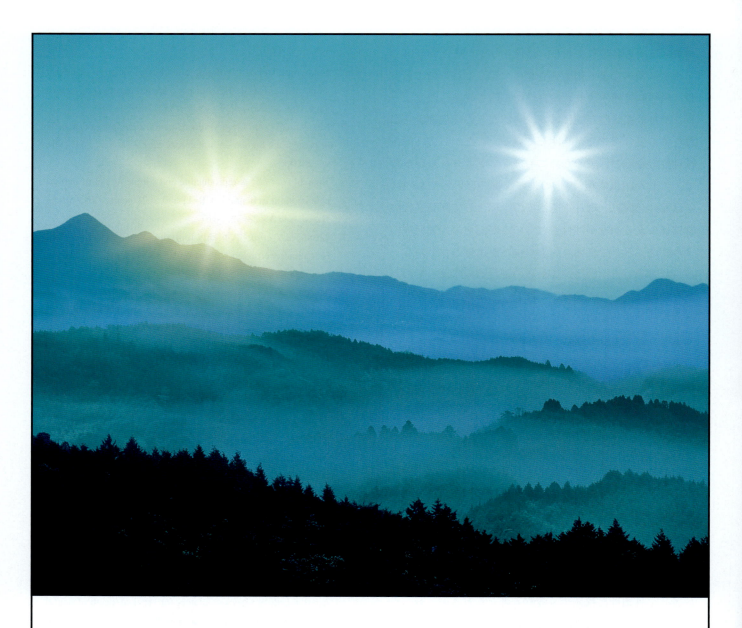

経口脊髄小脳変性症治療剤　　薬価基準収載

# セ레 ジスト® 錠5mg / OD錠5mg

CEREDIST® Tablets 5mg（日本薬局方　タルチレリン錠）
CEREDIST® OD Tablets 5mg（日本薬局方　タルチレリン口腔内崩壊錠）

処方箋医薬品（注意 - 医師等の処方箋により使用すること）

※効能・効果、用法・用量、使用上の注意等については、添付文書をご参照ください。

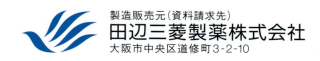

製造販売元（資料請求先）
田辺三菱製薬株式会社
大阪市中央区道修町3-2-10

2015年3月作成

特集 Ⅰ．血行再建療法時代の脳保護療法と再生医療

# 遠隔虚血負荷を用いた脳側副血行発達促進手段の開発

北川一夫
KITAGAWA Kazuo
東京女子医科大学医学部神経内科学

血栓回収デバイスの登場により脳梗塞超急性期の血行再建術が大きな注目を集めている．その際にも予後を規定する重要な因子の一つとして，脳側副血行発達の良否があげられる．脳灌流圧の低下，脱水は側副血行を不良にする要因として急性期脳梗塞患者では避けるようにされている．しかし，側副血行そのものを改善する治療手段は開発されていない．筆者らは慢性低灌流負荷の際に1～2週間かけて脳軟膜動脈吻合が発達することを報告してきている．虚血コンディショニングの臨床応用可能な形態として，遠隔虚血負荷が海外では脳梗塞急性期患者で臨床試験されている．筆者らは最近，遠隔虚血負荷が脳虚血中の側副血行発達を促進することにより，脳保護効果を示す可能性を明らかにした．

Key Words
虚血耐性，虚血コンディショニング，遠隔虚血コンディショニング，脳側副血行，脳軟膜動脈吻合

## はじめに

脳梗塞急性期治療手段は，組織プラスミノーゲンアクチベータ，血栓回収デバイスを用いた局所血行再建手段の開発によりめざましい進歩を遂げている．脳梗塞急性期の保護手段として①血行再建，②側副血行発達，③神経血管ユニット保護が重要と考えられる（図❶)[1]．本稿では，②の側副血行発達促進を目指した遠隔虚血コンディショニングの可能性について，筆者らの研究結果をふまえ解説する．

## 1 遠隔虚血コンディショニング（remote ischemic conditioning：RIC）

脳組織は虚血侵襲に非常に脆弱であるが，その反面虚血ストレスに対する内在性の適応機構を有する．筆者ら[2]は1990年に砂ネズミ脳虚血モデルを用いて，あらかじめ軽度の虚血ストレスを加えることにより，その後に加わる致死的な虚血侵襲に対する抵抗性を獲得する虚血耐性現象を報告した．その後各種の脳虚血モデル，培養神経細胞の低酸素負荷モデルでも同様な現象の存在が明らかになり，またヒト脳梗塞症例でも脳梗塞発症前に一過性脳虚血発作を経験した症例で重症度が軽減する可能性が示され，動物，ヒトにおいて普遍的にみられる現象で

特集● I．血行再建療法時代の脳保護療法と再生医療

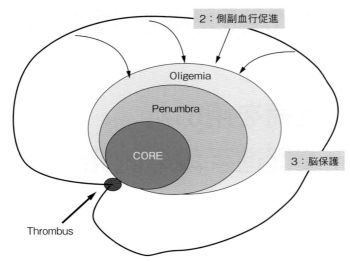

図❶ 脳保護戦略
（北川一夫，2013[1]より引用）
脳梗塞急性期の脳保護戦略は，再灌流療法，側副血行促進，神経血管ユニット保護を中心とした脳保護の3方面からのアプローチが考えられる．

あることが示された[3]．しかし脳梗塞臨床例で前もって脳虚血ストレスを加えておくことは困難であり，虚血耐性現象は現象，メカニズムとしては興味深いものの臨床応用されることはなかった．その一方で，心筋虚血モデルでは前もって心臓ではなく四肢に虚血負荷を加えておくと心筋虚血に対する保護効果を示すことが報告され，脳虚血でも同様な現象が存在することが明らかとなり遠隔虚血コンディショニング（remote ischemic conditioning：RIC）として報告された[4]．興味深いことにRICは虚血前，虚血中，虚血後どの地点でおこなっても脳虚血モデルに対する保護効果が示された．RICの脳保護効果機序は不明であるが液性因子，神経因子の関与が推定されている．RICは救急搬送されてくる脳梗塞患者にも臨床応用可能なので，現在，脳梗塞超急性期患者を対象とした臨床試験が海外で実施，一部有効性が示されている[5,6]．

## 2　脳側副血行発達促進による脳保護手段

脳主幹動脈が閉塞した際に灌流領域の虚血重症度を規定する要因が側副血行発達の程度である．ヒト脳梗塞臨床例で側副血行発達を不良にする因子として，灌流圧低下，脱水，高血糖など一般的な脳梗塞機能予後不良因子と考えられるものが提示されている（表❶）[7]．筆者ら[8]は，脳側副血行発達を可能とする実験モデルとして一側総頸動脈閉塞による慢性低灌流モデルを開発，検討をおこなってきた．

マウス，ラットで中大脳動脈閉塞をおこなう前に，同

表❶　側副血行を不良にする要因
（Hougaard KD et al, 2014[5]より引用）

・先天的な側副血行の欠如（ウイリス動脈輪の形成不全など）
・脱水
・高体温
・高血糖
・血液粘度上昇
・感染症
・呼吸器障害
・心不全
・電解質異常，腎機能障害
・生理的な血圧上昇反応を阻害する薬剤（過量の降圧薬など）
・広範な脳動脈硬化

側の総頸動脈を閉塞，大脳半球の灌流圧を低下させておくと2週間後には脳軟膜動脈吻合が発達し（図❷），中大脳動脈閉塞に伴う虚血重症度が軽減し梗塞体積が劇的に縮小することを明らかにした[9]．さらに慢性低灌流負荷後に造血因子を投与することにより側副血行発達が促進すること，高血圧，糖尿病モデルマウス（db/dbマウス）では側副血行発達が阻害されることを明らかにしてきた[10]．しかし慢性低灌流負荷による側副血行発達には時間を要し，脳梗塞超急性期の治療手段への応用はむずかしいと考えられてきた．

## 3　遠隔虚血負荷のマウス中大脳動脈閉塞モデルでの検討

筆者ら[11]は臨床応用可能なRICの作用機序を明らかに

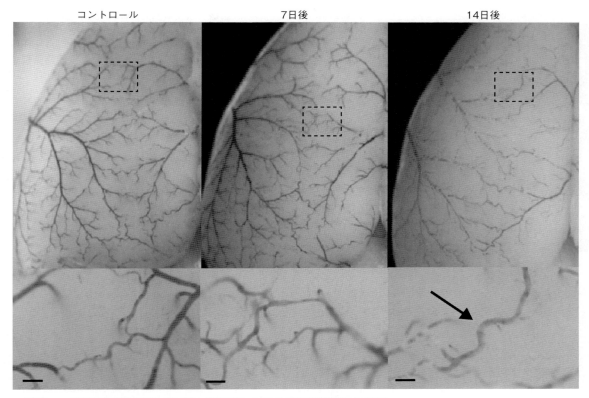

図❷ 一側総頸動脈閉塞後の同側大脳半球における脳軟膜動脈吻合発達
(Todo K et al, 2008[9] より引用)
下段は上段の破線部の拡大像を示す．コントロールにくらべ7日後では吻合血管の血管径は変わりないが14日後には有意な拡大を示した．

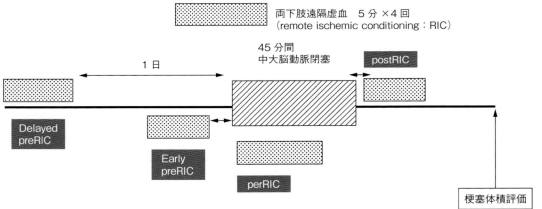

図❸ 脳虚血モデルにおける遠隔虚血負荷
(Kitagawa K et al, 2017[11] より引用)
遠隔虚血負荷（RIC）は，45分間中大脳動脈閉塞の24時間前に負荷するDelayed preRIC，直前に負荷するEarly preRIC，虚血中に負荷するperRIC，虚血再灌流後に負荷するpostRICに分類される．中大脳動脈閉塞再灌流に伴う脳梗塞体積の評価は24時間後におこなった．

するため，マウス中大脳動脈（45分間）再灌流モデルで，4種類のRIC負荷の効果を検討した（図❸）．虚血24時間前，虚血直前，虚血中，虚血再灌流後にそれぞれ両側下肢に5分間駆血，5分間解放を4回反復してRICをおこなった．各群とも中大脳動脈閉塞により残存血流は15〜20%まで低下し各群間で差を認めなかったが，中大脳動脈閉塞5分後の残存血流値にくらべ，45分後の脳血流が虚血負荷中にRICを加えた群で有意に回復する傾向が見られた．さらにコントロール，偽手術群にくらべ虚血中（中大脳動脈閉塞中）にRICを負荷した群で，神経

特集● Ｉ． 血行再建療法時代の脳保護療法と再生医療

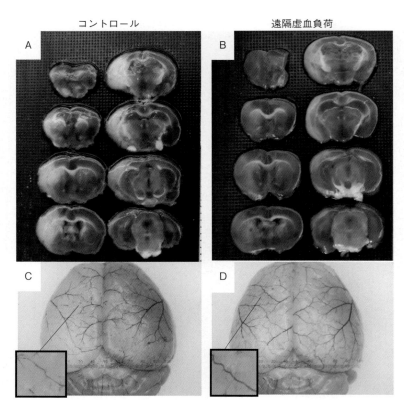

図❹ 遠隔虚血負荷の脳梗塞体積，脳軟膜動脈吻合口径に対する効果
（Kitagawa K et al, 2017[11]）より引用）
A，B は TTC 染色による梗塞体積を，C，D は脳軟膜動脈吻合血管径を示す．遠隔虚血負荷群では梗塞体積の縮小とともに吻合血管口径の拡大が観察された．

症状が軽減する傾向にあり梗塞体積が有意に縮小した（図❹AB）．一方，従来保護効果があると報告されていた虚血 24 時間前，虚血直前，再灌流後に RIC を負荷した群では梗塞サイズ縮小効果は観察されなかった．既報告とは動物，実験条件などに違いがあるものの，RIC は虚血中に実施することが最も脳保護効果を示すと考えられた．つぎに虚血負荷中に RIC を負荷した際の脳軟膜動脈吻合の状態を偽手術群と比較すると，RIC を虚血負荷中に加えた群で脳軟膜動脈吻合血管経が有意に拡大していた（図❹CD）．以上の結果から，分子機構が不明であるが RIC を虚血負荷中におこなうことにより脳軟膜動脈吻合を介した側副血行を促進し，虚血重症度を軽減し梗塞体積を縮小，脳保護効果を発揮する可能性が示された．現在永久中大脳動脈モデルにおいて RIC の側副血行に対する効果を検証中である．

## おわりに

脳血行再建療法のエビデンスが確立され，脳梗塞超急性期治療がめざましい進歩を遂げているなかで，今後の脳梗塞急性期治療手段のあらたな標的として脳側副血行発達を介した虚血重症度の軽減手段が期待される．その

なかで現在臨床試験が進行中の RIC は，脳側副血行発達を介して脳保護効果を発揮することが期待され，今後の基礎的，臨床的研究が発展することが期待される．

●文　献●

1) 北川一夫：脳保護療法の現状と将来展望．臨床神経 53：1169-1171，2013
2) Kitagawa K et al：Ischemic tolerance phenomenon found in the brain. Brain Res 528：21-24, 1990
3) Dirnagl U et al：Preconditioning and tolerance against cerebral ischaemia：from experimental strategies to clinical use. Lancet Neurol 8：398-412, 2009
4) Hess DC et al：Remote limb preconditioning—a new paradigm of self-protection in the brain. Nat Rev Neurol 11：698-710, 2015
5) Hougaard KD et al：Remote ischemic perconditioning as an adjunct therapy to thrombolysis in patients with acute ischemic stroke：a randomized trial. Stroke 45：159-167, 2014
6) Pico F et al：A multicenter, randomized trial on neuroprotection with remote ischemic per-conditioning during acute ischemic stroke：the REmote iSchemic Conditioning in acUtE BRAin INfarction study protocol. Int J Stroke 11：938-943, 2016
7) Shuaib A et al：Collateral blood vessels in acute ischaemic stroke：a potential therapeutic target. Lancet Neurol 10：909-

921, 2011

8) Kitagawa K *et al*：Chronic mild reduction of cerebral perfusion pressure induces ischemic tolerance in focal cerebral ischemia. *Stroke* **36**：2270-2274, 2005

9) Todo K *et al*：Granulocyte-macrophage colony-stimulating factor enhances leptomeningeal collateral growth induced by common carotid artery occlusion. *Stroke* **39**：1875-1882, 2008

10) Yukami T *et al*：Chronic Elevation of Tumor Necrosis Factor-α Mediates the Impairment of Leptomeningeal Arteriogenesis in db/db Mice. *Stroke* **46**：1657-1663, 2015

11) Kitagawa K *et al*：Remote limb ischemic conditioning during cerebral ischemia reduces infarct size through enhanced collateral circulation in murine focal cerebral ischemia. *J Stroke Cerebrovasc Dis*, 2017 ［Epub ahead of print］

## きたがわ・かずお

北川一夫　東京女子医科大学医学部神経内科学教授・講座主任
1958 年, 大阪生まれ. 1983 年, 大阪大学医学部卒業. 1990 年, 米国コロンビア大学留学. 1993 年, 大阪大学医学部附属病院医員. 1997 年, 大阪大学助手（第一内科）. 2007 年, 大阪大学大学院准教授（神経内科）. 2014 年より現職.
専門は, 脳卒中学, 脳循環代謝学, 脳神経超音波.
研究テーマは, 脳卒中の基礎的・臨床的検討, 病態解明.
趣味は, 旅行, 読書, スポーツ鑑賞.

# 2型糖尿病治療の新展開
## ～SGLT2阻害薬登場による新たな可能性～

■編集　加来　浩平
　　　　（川崎医科大学内科学特任教授）
■仕様　B6判／並製本／120頁
■定価　（本体2,600円＋税）
　　　　ISBN：978-4-88407-959-8

●主要目次●

### PART 1　ナトリウム依存性グルコース輸送体（SGLT）の基礎を知る
1. 生体内のグルコース輸送体は2種類
2. SGLTのアイソフォームとその分布・はたらき　…ほか

### PART 2　SGLT2阻害薬の開発の経緯をみる
1. SGLT2阻害薬の親化合物はフロリジン
2. 第一世代SGLT2阻害薬は選択性の低さから開発が中止　…ほか

### PART 3　SGLT2阻害薬の基礎データをみる
1. 腎臓はグルコース代謝を担う重要な臓器
2. 2型糖尿病患者では近位尿細管からのグルコース再吸収の閾値が上昇　…ほか

### PART 4　SGLT2阻害薬の臨床データをみる
1. SGLT2阻害薬の尿糖排泄・血糖降下作用
2. 体重減少作用　…ほか

### PART 5　SGLT2阻害薬の特徴を知る
1. SGLT2阻害薬の血糖降下薬としての特徴
2. SGLT2阻害薬が体重，血圧，血清脂質に及ぼす影響　…ほか

### PART 6　2型糖尿病治療におけるSGLT2阻害薬の位置づけを探る
1. 第一選択薬としての可能性を探る
2. 併用療法の可能性を探る
3. SGLT2阻害薬のベネフィットを展望する

### PART 7　SGLT2阻害薬に関する臨床応用Q＆A

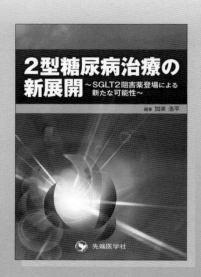

糖尿病患者数の増加に伴い，その合併症の抑制が大きな課題となっている．近年のインクレチン関連薬の登場をはじめ，作用機序が異なる新規血糖降下薬の登場は，2型糖尿病の薬物療法の選択肢を広げてきたが，2014年春以降，新たな作用機序を有するSGLT2阻害薬が登場する．本薬は腎近位尿細管起始部に発現するSGLT2活性を選択的に阻害し，尿中グルコース排泄を促進することで血糖を降下させる．本書はSGLT2阻害薬の特徴や臨床データから，2型糖尿病薬物治療での可能性まで，さまざまな角度から解説する．糖尿病診療に携わる医療者必携の一冊．

株式会社　先端医学社

〒103-0007　東京都中央区日本橋浜町2-17-8 浜町平和ビル
TEL 03-3667-5656（代）／FAX 03-3667-5657
http://www.sentan.com

# 特集Ⅱ　telemedicine と telestroke

# 序

鈴木倫保
山口大学大学院医学系研究科脳神経外科

　Telemedicine は欧・米・豪では古くから施行され，広大な国土を有し，かつ医療が福祉ではなく産業と認識されている米国においてはとくに発展した．Doctor to Patient（D to P）の遠隔診療が主であり，運用のガイドラインや Quality measure も定まり，質の担保や標準化もすでにおこなわれている．Massachusetts General Hospital を例に取ると，各臨床科に「teleneurology」「telestroke」「telepsychiatry」「teleburn」「telepediatrics」等々の看板を掲げるセクションが存在し，多くの患者を診療している．

　一方，わが国では1970年代の ECG 電送，80年代の telepathology などの Doctor to Doctor（D to D）の遠隔医療が出発点であった．D to P には対しては種々の理由から長く制限が加わり，保険診療上は僻地・離島などに制限されていた．現在その領域は拡大しつつあるが，速度は遅々としている．一方，D to D は2015年医政局事務連絡や2017年医政局通知により，医師法上の制約はなくなった．診療報酬の設定は大きな障壁であったが，脳卒中領域ではすでに放射線画像診断管理加算（休日，深夜），SCU担当医師の経験年数の緩和に反映されている．今後はエビデンスを蓄積しつつ官邸主導の「未来投資会議」等々の支援を受け，中央社会保険医療協議会での議論となると考えられる．昨今では離島・僻地以外でも医師・施設などの医療資源が不十分な地域が増加し，国民皆保険制度の継続性に疑問が投げかけられている．この医療提供体制の均霑化の手段の一つとして D to D/P が急速に浮上してきたが，診療報酬上の incentive がなければ普及の速度は上がらないかもしれない．「お上」の援護射撃を切に望みたい．

　D to D に使用されるシステムは多様なものが構築されているが，画像では PACS を介して DICOM 形式データを閲覧することが基本となっている．厚生労働省を中心に種々ガイドラインが設定されており，クラウドサーバー使用，VPN 回線使用のいずれのシステムも厳格なセキュリティ遵守が求められている．このハードルを越えられれば，院内・院外の医療従事者への画像を含めた情報共有，さらには複数の医療施設間でも情報共有が可能となる．将来の脳卒中の診療提供体制はさまざまな形態が想定されているが，わが国の医療資源が乏しい地域においてはとくに，①包括的脳卒中センターを hub とし，②中小施設を spoke とし，③専門医不在の施設では D to D で結んだ「telestroke」が有効と，厚生労働省の検討会でも推奨された．しかし最近の報告では，hub & spoke 施設での時間短縮を怠れば，包括的脳卒中センターへの直接搬入例の予後が，より良好であることも報告されている．したがって，telestroke 導入のみではなく hub & spoke システム全体の絶え間ないブラッシュアップが，遠隔医療の効果を最大限に発揮させるキモだろう．

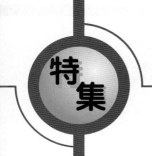

## II. telemedicine と telestroke

# 遠隔医療概説

東福寺幾夫
TOFUKUJI Ikuo
高崎健康福祉大学健康福祉学部医療情報学科

遠隔医療は，生体モニター機器，デジタル画像や映像通信技術，そして高速デジタル情報通信網などの発達によって実現した．わが国では，医用画像の伝送を中心とする医療従事者間の遠隔医療研究が1970年代にはじまった．当初は技術検証的な実験であったが，しだいに患者に対する応用研究へと発展し，1990年代後半には遠隔医療の組織的研究がはじまった．医師が患者と直接対面しない遠隔診療の実施に当たっては医師法20条との関連が懸念されたが，厚生労働省（当時厚生省）の解釈通知により克服された．近年，遠隔診療を対象とするさまざまなプラットフォームシステムも登場し遠隔診療の実施は容易となった．しかし，医療提供の一つの形態として普遍性のある遠隔医療を実現し，その持続性を保証する経済的基盤の整備は依然として課題として残されている．

Key Words
遠隔医療，遠隔診療，地域情報連携

## はじめに

わが国では，1971年に和歌山県で心電図の伝送実験が，1983年には伊勢と東京のあいだで世界最初の遠隔病理診断の実験がおこなわれた記録がある．1990年代に入るとISDN回線などデジタル通信網が普及し，同年代後半にインターネットが登場し，遠隔医療の試みとその評価研究が活発化した．

1996年には，厚生省遠隔医療研究班〔班長：開原成允・東京大学教授（当時）〕が発足した．厚生労働科研遠隔医療研究班は現在まで継続的に組織され，国の遠隔医療にかかわる政策研究組織として成果を報告してきた．

遠隔医療研究班の成果報告会として第1回遠隔医療研究会が1997年に開催され，そのための実行委員会が組織された．この実行委員会はその後，日本医療情報学会の「遠隔医療システム研究会」[1]へと引き継がれ，2005年には日本遠隔医療学会が設立された．

現在，日本遠隔医療学会は，学術集会として学術大会およびスプリングカンファレンスを毎年開催するとともに，日本遠隔医療学会雑誌を刊行するわが国の遠隔医療に関する学術研究の中核的組織である．

2005年末には厚生労働省から遠隔診療は対面診療を補完するものとする医師法20条（無診察診療棟の禁止）の解釈通知（遠隔診療は無診察診療には該当しない）が

出され，遠隔医療研究を加速した．この通知はその後何度か更改され，現在では遠隔診療実施に関する法的制約はほぼ解消されたと考えられる[2]．

本稿では，上記遠隔医療の歴史的経過をふまえ，最近の動向と課題を紹介する．

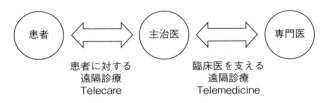

図❶　遠隔医療と遠隔診療

## 1　遠隔医療とは

「遠隔医療」を最初に定義したのは，厚生省遠隔医療研究班で1996年であった．当時は，医用画像の伝送に関心が高かったためか，画像に力点が置かれ，「遠隔医療とは，映像を含む患者情報の伝送に基づいて遠隔地から診断，指示などの医療行為及び医療に関連した行為を行うこと．」とされた．

この定義を在宅医療や介護などにも適用できるよう見直したのが，2006年の日本遠隔医療学会の以下の定義[3]である．

「遠隔医療（Telemedicine and Telecare）とは，通信技術を活用した健康増進，医療，介護に資する行為をいう．」

この定義は非常に幅広い領域の行為をカバーし，これを「広義の遠隔医療」という．とくに患者を対象として実施されるいわゆる「D to P 遠隔医療」や，医師と患者のあいだに看護職が介在して実施される「D to N to P」を「遠隔診療」という．遠隔医療のうち，専門医による臨床医の支援など医療従事者間で実施されるいわゆる「D to D 遠隔医療」を「狭義の遠隔医療」ということもある（図❶）．

また，在宅の独居高齢者の安否確認などの目的で実施される「見守り」も遠隔医療の一つの領域である．近年，地域における医療・介護などの統合的サービスを実現する地域包括ケアの構築が盛んにおこなわれており，そのための地域における複数医療機関の電子カルテ共有や，医療介護専用SNSを用いた情報共有や多職種連携などの地域情報連携も遠隔医療の一つの形態と考えられる．

## 2　D to D 遠隔医療の例

臨床医を遠隔地の専門医が支援する仕組みがD to D遠隔医療であり，遠隔画像診断や遠隔病理診断などがその例としてあげられる．

放射線画像領域ではDICOM規格にもとづき，撮像装置，画像保管システムおよび読影システム間での画像や患者情報の交換は容易である．また，画像診断専門医を確保できない医療機関も多いこと，放射線画像のデジタル化に保険診療上の加算が認められたことなどから，多くの商業的読影サービス業者が営業しており，遠隔画像診断サービスは広く普及している．

遠隔病理診断は，病理医の不足と偏在などを背景として，1990年ごろからシステム開発とその応用研究が活発化した．1995年には臨床応用可能なシステムが登場し，2000年には遠隔病理診断による術中迅速診断が保険診療として認められた．ただし，術中迅速診断を遠隔で実施しても保険点数には特別な加算などは認められておらず，依頼側と診断側の契約により，術中迅速診断料を両者で配分することで対応している事例が多い．最近では，Whole Slide Imagingシステムの登場で病理領域のデジタル画像利用が進展しており，デジタルパソロジーとよばれる領域が広がりつつある．その応用として地域の病理医をネットワーク化し，地域病理診断体制の強化を目指した滋賀県のさざなみ病理ネット[4]のような事例もある．

## 3　D to P 遠隔診療システムの構成要素

少子高齢化する社会状況を背景とし，高齢者の医療の需要増大に伴い在宅療養の重要性が認識され，その効率化への期待が高まっている．

患者の状態を把握し在宅療養を的確に支援するため，さまざまなバイタルセンサーが用いられる．体重・体脂肪率計や血圧計などは一般の電器店でも販売されており，その入手はきわめて容易である．これら機器をパソコンやタブレット，スマートフォン（以下，PC等）などと接続し，生体データを収集する仕組みは安価にかつ容易に構築できる．さらにPC等に収集した情報をインターネット経由で医療機関の医師のもとへ送信することも容易に実現できるようになった．多くのPC等はカメ

特集●Ⅱ．telemedicine と telestroke

ラ・マイク・スピーカを内蔵しており，これらを用いてテレビ電話機能を実現できる．

テレビ電話機能は，患者と医師などがたがいに顔を見ながらの通話もできることから，遠隔診療においては，必須の機能の一つである．こうしたテレビ電話機能を利用するために特殊なソフトウェアを開発する必要もなく，汎用的なソフトウェアの組み合わせで容易に実現できるようになった．

以上に述べたごとく遠隔診療においては，遠隔地の医師などが患者の状態を把握することは容易に実現可能となった．また，そのシステム構築や運用のコストも低下しつつある．

## 4 | 最近の遠隔診療プラットフォーム

近年，さまざまな遠隔診療のプラットフォームシステムが登場してきており，これらは以下のような機能を共通的に備えている．

①患者の登録…遠隔診療対象患者をシステムに登録する．その際，決済用のクレジットカードを登録する．

②診療の予約…遠隔診療の日時を予約する．

③問診…診療目的に対応した問診セットが用意され，患者は事前にこれに回答する．

④テレビ電話による診察…テレビ電話による対面による相互の意思疎通が可能．

⑤クレジットカードによる決済…診察代金をあらかじめ登録されたクレジットカードから徴収できる．

⑥処方箋あるいは処方薬の配送…処方薬あるいは処方箋を患者に送達する．

従来の遠隔医療システムの研究においては，診療費用の決済についてはほとんど触れられることがなかった．実験としての遠隔診療では，診療代金の決済は必要としなかったためであろう．しかし実社会では診療行為は経済行為であり，診療には対価の支払いが伴う．社会システムとしての実用される遠隔診療では，遠隔診療の対価を患者は支払わなければならない．最近登場した遠隔診療プラットフォームでは，多くのシステムが決済機能を備えており，その意味では実用性が高まったと考えられる．

## 5 | 遠隔診療と医療保険

わが国では国民皆保険制度の下，大部分の医療行為は保険診療として実施されている．保険診療と非保険診療を同時に実施する混合診療は原則として認められていない．現時点で遠隔診療を保険診療として実施しようとすると，既存の保険診療の枠の中で適用可能な電話再診等に限定され，対面診療では可能であった費用が算定できなくなることもあり，遠隔診療に対する報酬は十分とはいえない．そのため遠隔診療を自費診療として実施しようとすると，その場合には患者の負担が重くなる．遠隔医療を社会システムとして円滑に運営支持するためには，保険診療への組込みによる経済基盤の確立が不可欠である．これは大きな今後の課題である．

## | おわりに

以上に述べてきたように，遠隔医療や遠隔診療を実施するうえでの，法的制約や技術的障害はほとんどなくなってきた．しかしながら，遠隔医療や遠隔診療を持続的に運営するための経済的基盤は決して十分とはいえず，その仕組み構築が今後の課題である．

なお，遠隔医療の実施例は多岐にわたる．日本遠隔医療学会ではさまざまな遠隔医療の事例をまとめて，「図説・日本の遠隔医療」[5] としてそのホームページ上で無料公開している．関心をもたれた方は，ご参照いただきたい．

### ●文　献●

1) 遠隔医療システム研究会ホームページ http://square.umin.ac.jp/jami-telemed/index.html
2) 日本遠隔医療学会ホームページ 遠隔診療 通知・指針 http://jtta.umin.jp/frame/j_14.html
3) 日本遠隔医療学会ホームページ 遠隔医療の定義 http://jtta.umin.jp/frame/j_01.html
4) 滋賀県立成人病センター研究所ホームページ http://www.shigamed.jp/telepathology.html
5) 一般社団法人日本遠隔医療学会 図説・日本の遠隔医療 2013 http://jtta.umin.jp/pdf/telemedicine/telemedicine_in_japan_20131015-2_jp.pdf

## とうふくじ・いくお

**東福寺幾夫** 高崎健康福祉大学健康福祉学部医療情報学科 教授

1974年3月, 新潟大学工学部電気工学科 卒業. 1976年3月, 新潟大学大学院工学研究科電気工学専攻 修了（工学修士）. 1976年4月, オリンパス光学工業株式会社（現オリンパス株式会社） 入社. 自動血液分析機, 臨床検査システム, 献血光カードシステム, 顕微鏡画像伝送（テレパソロジー）システム等の開発に従事. 2004年3月, オリンパス株式会社 退社. 2004年4月, 高崎健康福祉大学健康福祉学部医療福祉情報学科 教授. 2004年9月, 新潟大学大学院自然科学研究科情報理工学専攻 修了, 博士（工学）.
専門は, 遠隔医療, デジタルパソロジー.
研究テーマは, デジタルパソロジーにおけるカラーマネージメント.
趣味は, ラジオ体操, 写真, 旅行.

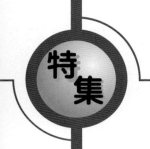

# II. telemedicine と telestroke

# 遠隔医療の政策動向

長谷川高志
HASEGAWA Takashi
特定非営利活動法人日本遠隔医療協会

遠隔医療の普及策が推進されている．実施の可否を左右する医師法20条の解釈と規制緩和，関心の高い診療報酬の枠組み，適切な施設での実施を条件づける施設基準，平成30年度報酬改定の展望，地域医療計画をはじめ医療供給政策との関係，臨床研究や実証事業の動向，医療安全スキームの遅れ，情報セキュリティ指針など，従来よりも広い視点で推進政策動向を展望する．

**Key Words**
遠隔医療，医師法，規制改革，診療報酬，地域医療計画，医療安全

## はじめに～遠隔医療にかかわる政策や制度の全容

遠隔医療は情報通信手段を活用した医師偏在緩和や重症化予防などの支援手段として期待され，医療供給政策に深くかかわる．社会的期待は高いが普及の速度が鈍いとされ，規制改革の対象とされてきた．政策動向の現状としては医師法解釈への規制緩和と診療報酬に関心が集中している．しかし普及政策としては一部課題に過ぎない．本稿では政策全般を概観する．

## 1 医師法と医療法

医療行為の提供にあたり，医師の要件（資格や職務）が医師法[1]に規定され，施設の要件（開設や管理など）が医療法[2]に規定される．施設要件は，後述の診療報酬の施設基準でより厳格に定められ，医療法の解釈や条文そのものが遠隔医療で問題となった事例は聞かない．本稿では医師法に絞って検討する．

医師法の議論は第二十条に集約される．表❶に示す原文の通り，診察をおこなわない診断や薬の処方などを止める条項である．遠隔医療研究の早い時期には，テレビ電話を介し患者の面前にいない医師による診察を「非対面診療」とよび，診察に値しないと考える人が多かった．当時はテレビ電話の解像度も低く，診察への利用に耐える性能を満たさず，不適切な「診察をおこなわない診療行為」と考えられた．この時期の厚生科学研究費補助金研究により基礎調査[3]が進み，1997年12月に厚生省健政局による医師法20条の解釈通知が発行された[4]．その後，研究の進展や国の実証事業や規制改革会議などの活動により遠隔医療への理解が進み，2003年，2011年と本通知の改定が進んだ．さらに2015年8月に医政局事務連

**表❶** 医師法第二十条（原文抜粋・引用）

> 医師は，自ら診察しないで治療をし，若しくは診断書若しくは処方せんを交付し，自ら出産に立ち会わないで出生証明書若しくは死産証書を交付し，又は自ら検案をしないで検案書を交付してはならない．但し，診療中の患者が受診後二十四時間以内に死亡した場合に交付する死亡診断書については，この限りでない．

〔文献 1）より引用〕

絡[5]，2017 年 7 月に医政局通知[6]が発行され，医師法上の遠隔医療への制約となる条項はなくなった．2017 年 7 月には遠隔からの死亡診断に関する通知も示された[7]．

医師法 20 条の解釈通知では，2003 年および 2011 年の改定で対象医療行為が例示された．法解釈の通知での事例提示への期待は大きいが，示せる事例数が限られ，一方で提示した対象以外を規制するとの誤解を招きやすい．また診療行為や診療対象は多様性が高く，簡潔ながら実効性ある表現は非常に困難である．2015 年の事務連絡[5]以降に追加提示はなく，法解釈の通知文書による対象提示は困難であり，地域の厚生局や保健所等で個別に判断せざるを得ない．今後，規制改革推進会議などで取り上げる機会はあっても，法解釈文書により普及や発展が加速されるとは非常に考えにくい．

## 2 社会保障制度（診療報酬制度と地域医療介護総合確保基金）

医師法解釈とともに 1990 年代後半から関心を集めている．診療報酬は，社会的必要性と臨床上の有効性のエビデンスがある診療行為について，中央社会保険医療協議会（中医協）などの議論を経て定められる．遠隔医療への診療報酬が少ないと考えられているが，エビデンスが不十分なのでやむを得ない．すでに再診料（電話等再診）や処方せん発行など，基本的な請求が可能である．厚生労働科学研究・厚生労働行政推進調査事業でエビデンスについて検討がおこなわれた[8]．それによれば，最も実施件数の多い遠隔放射線画像診断や第二位の実施件数がある心臓ペースメーカーの遠隔モニタリングと第四位の遠隔病理診断ですでに診療報酬が整っている．今後の対象拡大のため，遠隔医療の形態分析もおこなった（表❷）．今後，診療報酬を拡大するには，表❷に示す各形態の臨床的有効性と社会的必要性を示すことが欠かせ

ない．診療報酬化はむずかしいが，特定の地域で重要な遠隔医療ならば，地域医療介護総合確保基金で対応する地域も出現している．たとえば心疾患や脳血管疾患の救急医療の遠隔医療に対して，基金での支払いの実施例がある．

報酬対象の診療行為では，施設基準が定められているものが少なくない．遠隔側の医師に高い専門知識や診断能力や特殊な設備が必要なものがあり，基準を満たさない施設での実施を許してはならない場合があるので，施設基準により条件を示す．まだ議論が少ないが，理解が進むことを期待する．

2017 年 4 月に未来投資会議[9]で遠隔医療への診療報酬拡大の方針が，表❸の発言の通りに示された．遠隔医療での報酬増を期待する人は多いが，表❸に示す対象は慢性疾患診療の重症化予防について外来診療と適切に組み合わせる遠隔診療である．専門医が他施設の医師を指導する形態の遠隔医療（たとえば Telestroke）など言及されない診療行為が多い．中医協でも，外来診療と組み合わせる形態の遠隔医療の検討が進み，資料が公開されている[10][11]．中医協資料に載らない遠隔医療は，検討が進んでないので，報酬増はむずかしいと考えられる．

## 3 医療供給政策

遠隔医療は医師不足緩和，へき地離島が適用対象といわれるが，実施件数が多い遠隔放射線画像診断も心臓ペースメーカーのモニタリングも，へき地離島以外の事例が多い．対象を狭く考えず，各地の地域医療計画のもと，医療供給政策として施設統廃合，医師確保，施設間連携強化など進める一手段と考えるべきである．厚生労働省健康局で実施している脳卒中に係わるワーキンググループ[12]，心血管疾患に係わるワーキンググループ[13]など，各専門領域や救急医療に関する国の検討の場で 2017年 4 月に遠隔医療の活用が議論された．情報通信技術や産業からのシーズではなく，公的な場で臨床ニーズから遠隔医療の検討がはじまった．

一方で遠隔医療の導入手法はまだ未成熟で，行政や医師会など各団体にもノウハウがない．医療供給政策のツールとして発展するには導入手段の研究の推進が望まれる．

特集●Ⅱ．telemedicine と telestroke

表❷　遠隔医療形態モデル

| | モデル名称 | 説明 |
|---|---|---|
| 1 | 専門的診療支援 | テレラジオジー，テレパソロジー，ホルター心電図解析など，特定領域の専門家に専門的診断を委託するモデル（D to D）．異なる専門領域で，診断能力の差が大きく，依頼者が提供者の能力を修得することは必ずしも狙わない． |
| 2 | 救急医療支援 | 救急医療の場で，当該医療機関に搬送された患者の治療を当該医療機関の救急医が見られない場合の各種支援（D to D to P）二次搬送トリアージ，二次搬送しない場合の治療指導などの事例がある． |
| 3 | 在宅医療への適用（ケア） | 在宅医療の患者に，訪問診療の間に遠隔診療でフォローを入れる．訪問看護師の訪問日など，患者側に医療者がいて実施する D to N to P/D to D to P などがある．対象者は在宅医療の患者だけでなく，一般的患者への診察もありうる（D to P）． |
| 4 | 専門医の支援，現地研修（同科支援） | 医師不足病院に，研修医の診察もしくは専門領域が異なる疾病の患者診察をおこなう場合，専門診療科や大学医局から支援をおこなう場合．同診療科・医局内支援で D to D to P を実施する場合や遠隔カンファレンスなどの形態がある．異科支援の場合は，へき地医療などで「依頼者の診察能力向上（支援を受けずに診察する能力の習得）」を目指す場合を含める． |
| 5 | 慢性疾患の重症化予防 | 心臓ペースメーカー，喘息患者の呼気量，慢性心不全患者の血圧・体重など，モニタリングして日常の指導や，早期通院・入院による「再入院抑制」「増悪抑制」をおこなう． |
| 6 | 健康指導・管理 | 保健師等によるモニタリングでの健康指導，メールやテレビ電話による特定保健指導，重症ではない患者への診察による重症化予防．老人ホーム等の入居者を病院から管理するケースなども考えられる． |
| 7 | 地域プライマリケア支援（専門診療＝医科支援） | 総合診療医（相当）が，他科専門医のバックアップを受けながら，離島・中山間地やへき地での診療をおこなうケース，他科専門医が地域看護師を指導して診療する場合も含める．日本国内での実践例は少ない． |

平成 27 年度厚生労働科学研究「遠隔診療の有効性・安全性の定量的評価に関する研究（H27-医療-指定-017）」（研究代表者　酒巻哲夫）総括報告書[8]より抜粋，筆者作成．

表❸　平成 29 年 4 月 14 日未来投資会議，安倍晋三内閣総理大臣発言抜粋（原文引用）

病気になった時，重症化を防ぎ回復を早めるため，かかりつけ医による継続的な経過観察が大切であります．対面診療とオンラインでの遠隔診療を組み合わせれば，これを無理なく効果的に受けられるようになります．こうした新しい医療を次の診療報酬改定でしっかり評価いたします．

〔文献 9〕より引用〕

## 4 ｜ 遠隔医療研究促進

　遠隔医療の発展には各種の診療ガイドラインや導入・実施手段の開発が求められる．ガイドライン開発には臨床研究が欠かせず，日本医療研究開発機構（AMED）の役割が期待される．導入・実施手段には臨床研究以外の開発手法があり，AMED 以外の省庁や都道府県等による推進も期待される．未来投資会議などで遠隔医療への注目が高まったことにより，2018 年度に国などの実証事業の拡大が期待される．まだ都道府県による事業の件数は少ないが取り組み[14]がはじまっている．

## 5 ｜ 医療安全

　遠隔医療での医療事故発生や患者被害の情報はまだない．しかし医療事故が起きないとの保証はなく，参入者の増加により医療安全を脅かすリスクは高まっている．遠隔医療での医療安全の検討もリスクマネージャーの配置も進んでいない．重大インシデントや事故の発生前に，自律的に政策化が進むことを期待する．

## 6 ｜ 技術政策

　かつては技術標準化の遅れが遠隔医療の普及を妨げているとの言説があった．画像通信や DICOM（Digital Imaging and COmmunications in Medicine）などの規格整備も進み，機器や通信サービスの低価格化と高機能化が進み，技術振興政策の役割は小さくなった．現在の課題は，医療情報のセキュリティやプライバシー保護である．遠隔医療へのスマートフォンやタブレットの利用の拡大が進み，在宅医療など院外で診療情報を扱う機会も増え，運用性とセキュリティ保証のバランスがむずかし

くなった．遠隔医療に係わる情報セキュリティのガイドラインを文献に示す[15)16)]．

## おわりに

遠隔医療の政策動向への視点は確立していない．今後，政策面で考えるべき課題の動向を紹介した．この領域の研究者が増えることを期待する．これまでの政策研究の経過として日本遠隔医療学会雑誌に投稿された政策動向の記事を紹介する[17)18)]．

### ●文　献●

1) 医師法．http://law.e-gov.go.jp/htmldata/S23/S23HO201.html
2) 医療法．http://law.e-gov.go.jp/htmldata/S23/S23HO205.html
3) 厚生科学研究，遠隔医療に関する研究．http://square.umin.ac.jp/~enkaku/96/
4) 厚生労働省通知「情報通信機器を用いた診療（いわゆる「遠隔診療」）について」（1997年12月24日）（改正後全文）．http://www.mhlw.go.jp/bunya/iryou/johoka/dl/h23.pdf
5) 厚生労働省事務連絡「情報通信機器を用いた診療（いわゆる「遠隔診療」）について」（2015年8月15日）．http://www.mhlw.go.jp/file/06-Seisakujouhou-10800000-Iseikyoku/0000094451.pdf
6) 厚生労働省通知医政局通知「情報通信機器を用いた診療（いわゆる「遠隔診療」）について」（2017年7月14日）．http://wwwhourei.mhlw.go.jp/cgi-bin/t_docframe.cgi?MODE=tsuchi&DMODE=CONTENTS&SMODE=NORMAL&KEYWORD=&EFSNO=1517，（2017年9月14日アクセス）
7) 厚生労働省通知「情報通信機器（ICT）を用いた死亡診断等の取扱いについて」（2017年9月12日）．http://wwwhourei.mhlw.go.jp/hourei/doc/tsuchi/T170913G0020.pdf，（2017年9月17日アクセス）
8) 厚労科学研究，遠隔診療の有効性・安全性の定量的評価に関する研究ホームページ．http://plaza.umin.ac.jp/~

tm-research/，（2017年9月17日アクセス）
9) 首相官邸HP，総理の一日（首相発言）平成29年4月14日未来投資会議．http://www.kantei.go.jp/jp/97_abe/actions/201704/14mirai_toshi.html（平成29年9月17日アクセス）
10) 中央社会保険医療協議会　第345回総会（2017年2月8日）．
http://www.mhlw.go.jp/stf/shingi2/0000150605.html
11) 中央社会保険医療協議会　第358回総会（2017年8月9日）．
http://www.mhlw.go.jp/stf/shingi2/0000174099.html
12) 厚生労働省健康局第3回脳卒中に係るワーキンググループ．（2017年4月21日）．
http://www.mhlw.go.jp/stf/shingi2/0000163073.html
13) 厚生労働省健康局第3回心血管疾患に係わるワーキンググループ会議（2017年4月28日）．http://www.mhlw.go.jp/stf/shingi2/0000163895.html
14) 福岡県，ICTを活用した「かかりつけ医」機能強化事業．http://www.city.fukuoka.lg.jp/data/open/cnt/3/57500/1/170421_kakaritukei.pdf
15) 厚生労働省：医療情報システムの安全管理に関するガイドライン（5版），http://www.mhlw.go.jp/stf/shingi2/0000166275.html
16) 厚生労働省，医療・介護関係事業者における個人情報の適切な取扱いのためのガイドライン，http://www.mhlw.go.jp/topics/bukyoku/seisaku/kojin/dl/170805-11a.pdf
17) 長谷川高志：遠隔診療を活発に推進する最近の政策動向について．日本遠隔医療学会雑誌 13：21-23，2017
18) 長谷川高志ほか：遠隔医療推進策の動向．日本遠隔医療学会雑誌 11：72-75，2015

### はせがわ・たかし

長谷川高志　特定非営利活動法人日本遠隔医療協会

1981年，慶應義塾大学大学院修了．2004年，東北大学先進医工学研究機構．2006年，国際医療福祉大学大学院．2010年，群馬大学医学部附属病院．2017年，特定非営利活動法人日本遠隔医療協会．
一般社団法人日本遠隔医療学会常務理事．

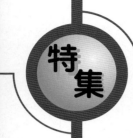

# II. telemedicine と telestroke

## システム①

# SYNAPSE ZERO

(販売名：富士画像診断ワークステーション FS-MV679 型
認証番号 228ABBZX00123000)

梅田知昭
UMEDA Tomoaki
富士フイルムメディカル株式会社 IT ソリューション事業本部
事業推進部　販売促進グループ

rt-PA 静注療法は，実施率が 5％前後にとどまり，また，地域差が生じている指摘もあり，本治療の課題となっている．当社製品の SYNAPSE ZERO は，PACS に蓄えられた医用画像をスマートデバイスから参照できる機能を備えたシステムである．またチーム医療内での効率的な情報共有を実現するタイムライン機能を有している．今回，当社の製品 SYNAPSE ZERO のシステム概要を説明し，とくに Hub & Spork を構成する病-病連携などでの，急性期治療における専門医による検査画像コンサルタント，およびタイムライン機能を用いた情報共有がこれら課題を解決する可能性について述べる．

**Key Words**
情報共有，タイムライン，チーム医療，画像診断，Hub & Spoke

## はじめに

脳卒中の治療は時間との戦いであり，治療開始が早いほど機能回復は良好となる傾向にある．2005 年 10 月の rt-PA（アルテプラーゼ）静注療法が国内承認されてからすでに 10 年以上が経過し，本療法は国内の臨床現場にある程度定着している．しかし本療法の実施率は急性期脳梗塞の 5％前後にとどまっていること，また，地域によって施行実績に差がある可能性も指摘されていることが，本治療における課題となっている．

今回，当社の製品 SYNAPSE ZERO のシステム概要を説明し，とくに Hub & Spork を構成する病-病連携などでの，急性期治療における専門医による検査画像コンサルタント，およびタイムライン機能を用いた情報共有がこれら課題を解決する可能性について述べる．

## 1　SYNAPSE ZERO のシステムについて

### ●1. システム概要

SYNAPSE ZERO は，自社および他社のいずれの PACS などともシームレスに連携し，SYNAPSE ZERO サーバー（以下，サーバーと表記）に転送された医用画像をスマートデバイスなどのさまざまな端末（以下，端末と表記）を用いて，院内のみならず院外からも参照できる機能を備えたシステムである．

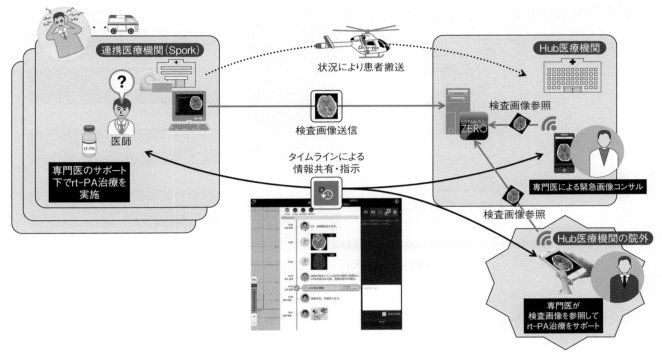

図❶ SYNAPSE ZERO のシステム概要図

　とくに迅速な画像診断が必要となる救急医療の場面において，PACS との連携構成により，院内外から端末上で当該画像を参照するための手動転送作業は不要となる．
　また，Spork である連携医療機関（脳卒中患者が 1 次搬送される医療機関）から CT・MRI 画像などを受信し，Hub 医療機関で専門医が画像診断や，脳卒中患者の rt-PA 投与などの治療指示や搬送判断をおこなうなど，脳卒中専門医療機関を中心とした地域医療連携での利用も期待できる（図❶）．

## 2．セキュリティ面について

　SYNAPSE ZERO では，万一の端末紛失に備え，端末に医療画像や患者情報を保存しない "Zero Footprint" の仕組みを採用している．さらに個人情報の匿名化機能により，第三者が画面を見てもデータの属性がわからないようにセキュリティ対策を施している．院外からのアクセス時には，インターネット VPN（IPsec＋IKE）を使用することにより，各省庁に定められた各種ガイドラインで求められるセキュリティ条件をクリアしている．

## 3．タイムラインの機能について

　SYNAPSE ZERO のタイムライン機能は，情報公開範囲を考慮して，あらかじめ登録済の医師，看護師，薬剤師などの治療チーム内のメンバーを選択し，タイムラインを作成する．タイムライン上には，やりとりした情報や検査画像（ショートカットサムネイル）が時系列順に表示される（図❷）．
　また，テンプレートとして定義済のイベント（rt-PA 投与など）の表示や，各イベントからの経過時間や残時間の表示による時間管理をおこないながら業務遂行が可能である．
　利用事例としては，たとえば救急患者搬送時に，救急隊が端末のカメラを利用してタイムライン上に患者状況の静止画や動画，病院前脳卒中スケールを添付してチーム内で共有することができる．病院到着前の患者状況を把握でき，事前の検査オーダーなどにより診療業務の効率化が期待できる．
　とくに脳卒中の対応では，Spork である連携医療機関から CT・MRI 画像が送信されたタイミングでタイムラインを作成し，各スタッフのメールアドレスに「緊急コール」として一斉配信することも可能である．タイムライン上にて画像診断結果や専門医の指示コメントなどのやりとりをおこなって，脳卒中を発症した時点からどのような検査，診断，治療がおこなわれたかを複数医療機関

## 特集●Ⅱ. telemedicine と telestroke

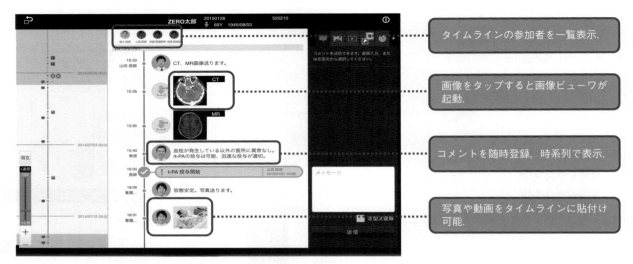

**図❷　タイムライン上の各種情報表示例**

で共有できる仕組みを構築できる.

　タイムライン機能は，今後普及が予測される Drip & Ship や Drip & Ship & Retrieve 運用時においても重要となるチーム医療における情報共有に貢献できると考える.

### おわりに

　2017年7月に厚生労働省より「脳卒中，心臓病その他の循環器病に係る診療提供体制の在り方に関する検討会」の結果が報告されている. 本報告内で当社システムを用いた山口県の「遠隔診療を用いた急性期の診療提供体制の例」が地域の脳卒中診療体制構築のモデル事例として記載されており，今後「第7次医療計画」のなかでも脳卒中の診療体制構築の具体化が進むと予測される. SYNAPSE ZERO がこのなかで活用され，rt-PA 静注療法の普及および地域格差是正による脳卒中治療の質向上に貢献することを期待する.

●参考文献●

・厚生労働省「脳卒中，心臓病その他の循環器病に係る診療提供体制の在り方について」，2017

**うめだ・ともあき**

梅田知昭　富士フイルムメディカル株式会社 IT ソリューション事業本部 事業推進部　販売促進グループ

1992年，富士フイルム(株)入社. 2007年より，遠隔読影支援システムの商品企画，営業支援業務および遠隔読影事業（NPO法人など）の起業支援・運用提案等をおこなう. 2015年，富士フイルムメディカル(株)に入社. IT ソリューション事業本部 事業推進部　販売促進グループにて画像診断ソリューション製品の販売促進業務に従事. 現在にいたる.

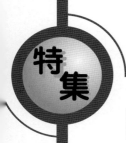

# II. telemedicine と telestroke

## システム② 医療関係者間コミュニケーションアプリ Join

坂野哲平

SAKANO Teppei

株式会社アルム

「汎用画像診断装置用プログラム Join」は医療関係者間で医用画像などを共有しながらコミュニケーションを可能にしたプログラム医療機器のスマートフォンアプリである．本稿ではアプリケーションの機能紹介とソフトウェアとしては Join が初となる診療報酬での評価について，そして今後の遠隔医療の展望について述べる．

Key Words
遠隔画像診断，プログラム医療機器，保険収載第一号ソフトウェア，DICOM 画像，スマートフォンアプリ

### はじめに

当社が東京慈恵会医科大学の脳神経外科の医師らと共同で開発した医療関係者間コミュニケーションアプリの「汎用画像診断装置用プログラム Join」は，医用画像などの診断に必要な情報を共有しながら医療関係者間での，いわゆる D to D コミュニケーションを対象にしたモバイルアプリケーションである．現在，Join は脳卒中や心筋梗塞などの急性期患者の診療をおこなう脳神経外科や循環器内科や救急科，または手術にかかわる麻酔科や放射線科などを中心に利用され，日本国内だけでなく海外での利用も広がっている．

### 1　おもな機能について（図❶）

#### ● 1．DICOM ビューワーによりいつでもどこでも医用画像の参照が可能

Join は iOS および Android OS 端末に対応しており，スマートフォン，タブレットのどちらでも利用が可能である．病院内で撮影した DICOM 形式の各種医用画像に手持ちの端末で場所を選ばずアクセスできるため，救急患者の受入時など，医師が移動中に患者の検査画像を確認・診断することが可能となる．今までは電話やメールなどさまざまなツールを使い分けてのやり取りや，院外に医師がいる場合は対応が遅れるなどの課題があったが，複数の医師との情報共有やコミュニケーションが一度に可能となったことでそうした時間の短縮につながる．

#### ● 2．コミュニケーション機能

従来のビューワーアプリとの差別化として，チャット

特集●Ⅱ．telemedicine と telestroke

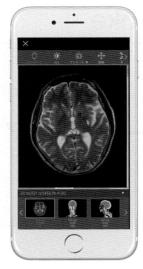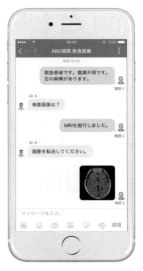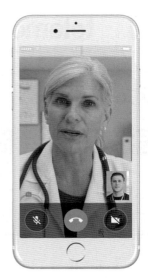

図❶ 汎用画像診断装置用プログラム Join 画面キャプチャ

※上記は平成 28 年 3 月 4 日付厚労省通知，「基本診療料の施設基準等及びその届出に関する手続きの取扱いについて（通知）」より一部抜粋・要約．

図❷ 脳卒中ケアユニット入院医療管理料（1 日につき 5,804 点）の施設基準要件緩和

機能を活用した複数の医師への医用画像や動画の共有，情報の共有・交換がリアルタイムで可能である．医師らは LINE などのチャットアプリの利用と同じくらい手軽にコンサルテーションや画像の共有をおこなうことができる．チャットは 1 対 1 のほか，グループチャットも可能で，誰がメッセージを開封したかわかる既読者リストの機能がある．また，遠隔にいる医療関係者とビデオチャットや通話でリアルタイムに会話ができるほか，録音した音声，録画した映像や写真を送信することも可能である．

## 2 モバイルアプリ初の診療報酬

Join は，厚生労働省に設置された中央社会保険医療協議会において，平成 28 年 1 月 27 日に新機能・新技術の保険適用規定区分としてソフトウェアとしてははじめてとなる保険診療の適用が認められ，脳卒中ケアユニット施設加算や画像診断管理加算の施設要件の緩和として平成 28 年 4 月 1 日より適用開始となった（図❷）．

今回の改訂で外部連携システムの使用が認められたことになるが，脳卒中ケアユニットや画像診断管理加算の項目では「診療上必要な情報」の送受信をおこなう際の情報送受信時の安全性について明記されている．そのためセキュリティ要件を満たし，かつ診療に利用可能な医療機器プログラムであることなどが条件であるといえる．また，もう一点条件となるのが院外にいる上級医などと「常時連絡が可能」なことであるが，「いつでもどこでも」利用が可能というモバイルアプリケーションの特徴を活かし，充実したコミュニケーション機能によって実現している．

## おわりに

2017年4月の未来投資会議における安倍晋三首相の「オンライン遠隔医療を次回の診療報酬改訂で評価する」という発言をきっかけに注目を浴びる遠隔医療だが，対面診療を原則とする医師患者間のDtoPコミュニケーションについてはどこまでを遠隔で実施可能か今後も議論が必要である．一方DtoDの遠隔医療に関しては規制はないものの，ICTの利用に関してはセキュリティなどのガイドラインを遵守し，診療目的での使用が可能なプログラム医療機器の利用を徹底していく必要があると考えている．

今後はこうしたプログラム医療機器の分野で，急性期だけでなく慢性期を含む複数の医療領域における課題に取り組みながら，新製品開発のR&Dにも積極的に取り組んでいきたいと考えている．こうした複数のソリューションをプラットフォーム化してビッグデータを集約し，新たなAI開発にもつなげていきたい．

### さかの・てっぺい

坂野哲平　株式会社アルム　代表取締役

2001年，早稲田大学理工学部卒業と同時にスキルアップジャパン㈱を設立し動画は維新プラットフォーム事業に従事．動画配信事業の売却を機に医療ICT事業へ本格参入し2015年に㈱アルムに商号変更．医療機器ソフトウェアの開発から販売までを手がけ，海外進出もおこなっている．同社の汎用画像診断用プログラム「Join」（医療関係者間コミュニケーションアプリ）は，日本初の保険適用ソフトウェアとなった．

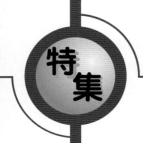

## II. telemedicine と telestroke

# 救急医療における遠隔医療の役割

郡　隆之
KOHRI Takayuki
利根中央病院　外科

遠隔医療を用いた救急医療の施設間連携と施設外利用を概説する．施設間連携：救急患者の紹介や転院依頼時に遠隔画像診断をしながら相談できる体制を整えることで，早期の診断，画像の再撮影数の減少，不要な転院の減少などが可能になる．施設外利用：施設外で医療画像を閲覧可能な遠隔画像診断システム導入で，専門医による的確な診断と自宅待機医師の不要な休祭日の出勤の減少の両立が可能になる．

Key Words
遠隔画像診断，救急医療，施設間連携，医師負担軽減

### はじめに

わが国の救急医療体制は度々問題になっているが，総務省消防庁の平成27年救急・救助の現状の報告では，平成26年度の全国の救急出動件数は598万件で過去最高で増加の一途をたどっている．救急医療の約70％を全国で約3,200施設ある2次救急医療機関が対応しているが，救急当番医が1名である施設が71％（2名以下が90％）であり，救急当番医は専門外の疾患も診療するのが一般的である．そのため，救急当番医が対応不能時は各科のオンコール待機医師を呼び出す体制をとっているケースが多い．このような状況を考慮すると，2次救急医療機関の救急当番医に対する支援拡充が重要であることがうかがわれる．

近年，救急体制の拡充対策の一つとして遠隔医療が注目されているが，遠隔地からの専門医によるテレビ電話や遠隔画像診断を用いた支援により診断率の向上や治療開始時間の短縮などの有効性が報告されている[1]~[4]．遠隔医療で用いられる機器はテレビ会議システム，バイタル情報の伝送システム（聴診器，血圧，心電図，呼吸回数，酸素飽和度，胎児心音など），遠隔画像診断システム，遠隔病理診断システムなどがあげられる．上記の遠隔医療機器を用いることで救急患者に対して遠隔地から患者の状況を把握することが可能となる．その結果，オンコール待機医師への効果的な情報提供のみならず，他施設の専門医へのコンサルテーションや，3次救急施設と転院搬送の適応を相談することができるようになる．また，高画質なテレビ会議システムを用いれば侵襲的な検査や手術をリアルタイムに遠隔サポートすることも可能である．本稿では救急医療における施設間と施設外での遠隔医療の運用について解説する．

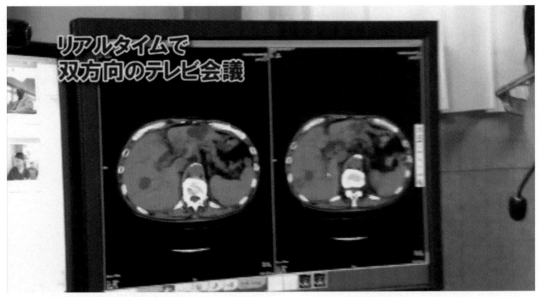

図❶ 遠隔医療支援機能付き PACS（View Send RAD）による救急患者のコンサルテーション

## 1 施設間連携での遠隔医療

施設間連携での遠隔医療の利用は，院内発症あるいは救急外来受診の救急患者を他施設の医師へコンサルテーションする際に用いられる．具体的には，①他施設への治療依頼，②遠隔画像診断依頼や搬送の適応の判断の相談，③治療時の遠隔モニタリングなどで用いられる．わが国では，脳卒中ストロークバイパスの連携，虚血性心疾患の緊急処置や外科緊急手術の適応の相談などに施設間連携の遠隔医療は活用されている．また，離島などの僻地でおこなわれる治療をテレビ会議システムで遠隔モニタリングしてサポートしたり，海外では HCU 患者情報を遠隔のセンターに伝送して管理することなどにも利用されている．この場合使用されるシステムとしては画像伝送システム，テレビ会議システム，電子カルテや PACS の共有システムなどがあげられる．

群馬県の2次医療圏の一つである沼田保健医療圏では，平成21年度総務省のユビキタスタウン構想推進事業で遠隔医療ネットワークを構築し運用している．国立がんセンター東病院およびがん対策情報センターなどで開発した View Send ICT 社の遠隔医療支援機能付き PACS（View Send RAD）を用い，利根沼田広域市町村圏振興整備組合の管轄で医療圏内の7病院と16診療所間を VPN で接続した[5]．本 PACS は，カメラ，音声を使用したテレビ会議機能，遠隔読影レポート作成機能などの遠隔医療支援ツールと DICOM 準拠の PACS が融合している．医療画像は DICOM 形式で伝送して同じ画像を同期させて閲覧しながらアノテーションで問題部位表示や拡大縮小・補正などをおたがい操作をすることができる．緊急時でも双方向で画像を閲覧しながらコンサルテーションすることで的確な診断を下すことが可能となる（図❶）．

当地域では，救急疾患に対する他施設へのコンサルテーションに加えて平時では患者の医療画像の伝送を合わせて年間500件以上の症例が利用されており，早期の診断，画像の再撮影数の減少，不要な転院の減少などの効果をあげている．

## 2 施設外利用での遠隔医療

施設外利用として遠隔医療を用いる場合，院内発症あるいは救急外来受診の救急患者を自宅および外出先の医師へコンサルテーションする目的で使用される．具体的には，救急当番医がオンコール待機の専門医や同じ部門の上司などに治療方針を相談する際などに用いられる．

従来の電話相談で得られる情報は，患者の経過，診察所見，採血などの数値データなどで，放射線画像や心電図などの情報は直接閲覧することができなかった．救急患者の病態や診断を下すためには画像診断が必須であることが多く，電話のみでは判断がつかないため病院へ出

特集●Ⅱ．telemedicine と telestroke

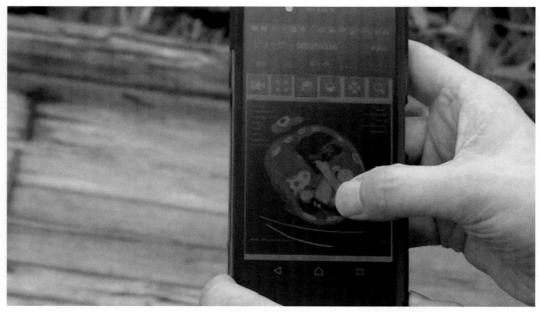

図❷　外出先からの病院画像閲覧システム（View Send RAD online）の利用
　　　標高 2,010 メートルの栂池高原での通信テスト．画像は胸部外傷による右大量血胸症例．

向いて画像を確認する必要があり，オンコール待機医師にとっては負担が大きかった．また，緊急事態でもオンコール待機医師や上司が来るまで診断や治療方針を決めることができず，患者の状態が悪化したり緊急処置が遅れるなど患者側にも弊害があった．当院では，2011 年に病院の画像を自宅のパソコンでセキュアに閲覧できるシステムを構築してこれらの問題を解決してきた．

　最初は Web 閲覧型の遠隔画像診断システムを開発したが，外出先でも画像閲覧を可能にするため，2014 年には経済産業省課題解決型医療機器等開発事業「病院と医師間をリアルタイムで繋ぐセキュアな遠隔医療用画像診断支援システムの開発・改良」で，遠隔画像診断プライベートクラウドシステムと IPSec＋IKE 対応の携帯型 VPN ルーターを新規開発した[6)7)]．さらに改良を加えて 2017 年現在，高性能・低コスト化した施設間連携と施設外利用の両方可能なプライベートクラウドシステム（View Send RAD online）を導入し運用している（図❷）．

　現在，外科，整形外科，脳外科，循環器科が救急患者の画像伝送を活用しており，月間 10 例前後の症例がオンコール待機医師などに画像伝送されている．

　一般の遠隔画像診断は専用回線を用いた固定端末でおこなわれることが多く，外出先や移動端末で対応することが困難であるが，移動体通信網を用いた携帯端末による遠隔画像診断システムは，施設外でもセキュアに遠隔画像診断が可能となる．本システムは救急医療における遠隔画像診断の迅速性を高めると同時に救急担当医師の負担軽減に寄与することができる．本システム導入後の夜間休祭日の病院からの問い合わせに対してのオンコール待機医師の時間外出勤は約 75％減少した．

## 3　セキュリティ

　最後に遠隔医療システム運用時のセキュリティ対策について概説する．LINE などの汎用 SNS やメールでの画像を添付しての配信は情報が流出する可能性があり，きわめて危険な行為である．なお，電話回線は盗聴法で保護されており通信セキュリティは確保されているが，FAX での医療情報伝送は送信先を間違うリスクが潜在している．

　また，施設間連携の場合伝送先は医療機関でありセキュリティを確保して通信していると思われるが，施設外利用の場合伝送先は自宅あるいは外出先の医師個人となる．医師の所有する端末の通信セキュリティの確保と閲覧情報が端末に保存されないことの 2 点に注意するべきである．

　医療情報システムの安全管理に関するガイドライン第 4.4 版（案）ではオープンなネットワークを介して HTTPS を利用した接続時は，IPsec を用いた VPN 接続などによ

るセキュリティの担保をおこなっている場合を除いては，SSL/TLS のプロトコルバージョンを TLS1.2 のみに限定したうえで，クライアント証明書を利用した TLS クライアント認証を実施することを推奨している．加えて TLS の設定はサーバ/クライアントともに「SSL/TLS 暗号設定ガイドライン」に規定される最も安全性水準の高い「高セキュリティ型」に準じた適切な設定をおこなうことと，SSL-VPN は偽サーバへの対策が不十分なものが多いため原則として使用しないことと勧告している．また，IPsec を用いる場合は，経路を暗号化するための暗号鍵の取り交わしに IKE を組み合わせるなどして，確実に安全性を確保する必要がある．現在，携帯端末を用いて施設外で遠隔画像診断が可能なシステムは複数販売されているが，導入の際はセキュリティがガイドラインに準拠しているか確認する必要がある．

## おわりに

救急領域における遠隔画像診断は，患者の迅速な対応に加えて救急当番医の支援とオンコール待機医師の負担軽減のサポートを可能にすることができる．

## ●文　献●

1) 高橋毅ほか：「阿蘇モデル」モバイルテレメディシンシステムの開発実用化研究．日本遠隔医療学会雑誌 **7**：138-139，2011
2) 鍬方安行ほか：救命救急センターにおける遠隔診断支援136 例の解析―ハイビジョンビデオ会議システム導入の意義―．日本遠隔医療学会雑誌 **8**：129-132，2012
3) 松本武浩ほか：救急医療支援・簡易コンサルテーション・高品質画像診断を同時に実現する遠隔画像診断サービスの開発と導入．日本遠隔医療学会雑誌 **9**：222-223，2013
4) 小幡史明ほか：医療過疎地域における循環器領域での遠隔診療支援システムの有用性．日本遠隔医療学会雑誌 **10**：169-172，2014
5) 郡隆之ほか：沼田保健医療圏における ICT 利活用事業―利根沼田遠隔医療ネットワーク―．日本遠隔医療学会雑誌 **8**：37-39，2012
6) 郡隆之ほか：携帯型 VPN ルーターの開発．日本遠隔医療学会誌 **10**：242-245，2014
7) 郡隆之：医師負担軽減策としての遠隔画像診断システムの活用．日本遠隔医療学会誌 **11**：102-105，2015

### こおり・たかゆき

郡　隆之　利根中央病院 外科部長
1994 年，群馬大学医学部卒業．2007 年，群馬大学医学部大学院卒業．
医学博士．利根中央病院 外科部長，アジア遠隔医療研究所 代表理事，日本遠隔医療学会 理事，日本遠隔医療協会 副理事長，厚生労働省遠隔医療調査研究班 研究分担者．
研究テーマは，遠隔医療，セキュリティ認証．

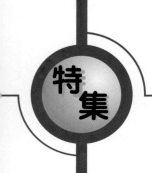

# II. telemedicine と telestroke

# Telestroke

石原秀行, 鈴木倫保

ISHIHARA Hideyuki, SUZUKI Michiyasu

山口大学脳神経外科

わが国において，脳梗塞急性期のrt-PA静注療法は保険認可され10年以上が経過し，その有効性を示している一方で，rt-PA静注療法実施率は約5%程度とされている．その大きな要因は，脳梗塞を発症しても，24時間365日，脳卒中診療を行っている施設に搬送されるケースは限られているからである．さらに，rt-PA静注療法後の血栓回収療法が標準的治療になりつつあるが，地理的要因などにより，それを受けることができる症例は限られている．1990年代から欧米では，telestrokeにより，この問題を解決しようという試みがはじまり，現在では広く実用されている．脳卒中専門医不在施設へのtelestroke導入によりrt-PA静注療法実施率の向上が示され，さらには，telestrokeネットワークであるhub & spokeモデルでは，drip & shipアプローチにより，これまでrt-PA静注療法の可能性もなかった地方住民に，脳血管内治療を提供できる可能性まで広がっている．わが国においても，標準治療の均霑化を図るうえでは，telestrokeは必要不可欠な領域となっている．

Key Words
telemedicine, telestroke, rt-PA, 脳卒中, endovascular treatment

## はじめに

脳梗塞急性期のrt-PA静注療法におけるtherapeutic time windowの重要性が広く認識されるに伴い，telestrokeの必要性は急速に高まった．米国では，rt-PA静注療法の普及が低いことに対し，2009年に米国心臓協会・脳卒中協会から，「24時間常時脳卒中専門医が対応できない施設では，telestrokeシステムを導入し，これを補わなければならない．」というpolicy statementが示され，これを契機に，telestrokeの普及が広がり，telestrokeネットワークの構築がおこなわれるようになった．米国遠隔医療学会から2017年にtelestroke guidelinesが発表され，脳梗塞超急性期に焦点をあてたtelestrokeの運用指針が示されている[1]．

内頸動脈，中大脳動脈水平部の急性閉塞に対するrt-PA静注療法後の血栓回収療法の有効性が2014年以降，無作為比較試験により相次いで示されている[2]〜[6]．より多くの症例に適用するために，telestrokeを使用しhub &

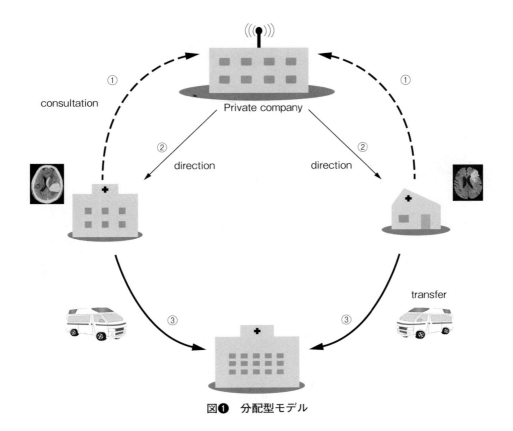

図❶　分配型モデル

spokeモデルを構築し，drip & shipアプローチが実施されており，米国では，rt-PA静注療法が実施された症例のなかで，drip & shipアプローチが23.5％を占めるに至っている[7]．

わが国においては，2015年8月に厚生労働省の遠隔医療に関する通知により，遠隔医療の適用拡大が認められるに至った．脳卒中治療ガイドライン2015に遠隔医療システム（telemedicine or telestroke, teleradiology）がはじめて記載され，脳卒中専門医不在の地方病院における，telestroke使用によるrt-PA静注療法を一つの方策として示しており，telestrokeの役割は今後も拡大していくものと考えられる．

## 1　用語と概要

遠隔医療（telemedicine）とは，患者の健康状態を改善するために電気通信により伝送された医療情報を利用することであり，ビデオカンファレンス，動画転送，画像転送，患者情報転送，遠隔モニタリング，患者教育などを含む．

脳卒中の遠隔医療（telestroke）とは，telemedicineのなかでも，通信技術を用いて，脳卒中治療を遂行するネットワークをいう．急性期治療が中心であるが，慢性期，リハビリテーションや，脳卒中予防などにも適用される．Telestrokeは遠隔医療のなかでは，最も活用されている分野の一つである．通信技術の内容は，音声による情報通信から，リアルタイムビデオカンファレンスシステムによる患者診察，画像転送システムなどが含まれる．

代表的なtelestroke形態は，分配型モデル，hub & spokeモデルである．分配型モデルは，契約による診断が主で，専門的な治療や管理が必要な場合には，あらかじめ協力関係のある脳卒中センターへ搬送する（図❶）．hub & spokeモデルは，大学病院や，包括脳卒中センターなどのhub施設を中心として，一次脳卒中センター，脳卒中急性期応需病院などのspoke施設とのネットワークを図り，より高度な脳卒中医療が必要な場合にhub施設が対応する体制である（図❷）．わが国では，地方においてhub & spokeモデルが形成されていくことが予想される．

hub施設は，24時間365日telestrokeサービスを提供する必要がある．当然，hub施設では脳卒中専門医がコンサルテーション対応を担当する．またspoke施設の医

特集●Ⅱ．telemedicine と telestroke

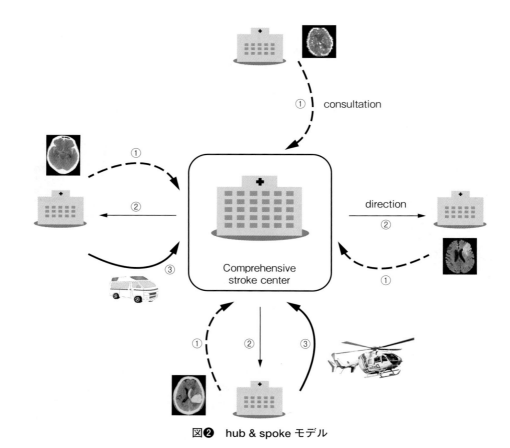

図❷　hub & spoke モデル

師も stroke に関する知識は必要であり，rt-PA 静注療法にも精通していることが望ましい．Telestroke で hub 施設から rt-PA 静注療法の指示が出された場合，spoke 施設で治療を継続（stay）するか，hub 施設へ転送（ship）するかは，重症度や spoke 施設の人員や設備などにより判断される．

　Drip & ship 法とは，遠隔医療を用いるなどによって，脳卒中の精通した医師の指示下に rt-PA 療法を開始した上で，血管内治療が可能な施設を含む，より専門的な診療が可能な施設に，脳梗塞患者を搬送することをいう．

　Drip & stay 法とは，脳梗塞患者に対し，遠隔診療を用いるなどによって，脳卒中に精通した医師の指示下に rt-PA 療法を実施し，引きつづき当該施設内で診療を継続することをいう．

## 2　Telestroke と rt-PA 静注療法

　rt-PA の血栓溶解作用が強力であるため，その有効性が高い反面，出血性合併症のリスクを含んでいる．rt-PA 静注療法の実施には，患者情報，神経症状，画像所見を総合的に判断する必要がある．これまでに，経験のない医師や，トレーニングを受けていない医師がおこなった時には合併症が多いことが示されているが，telestroke 導入により，診断精度の向上などにより rt-PA 静注療法そのものの治療成績が向上することが示されている[8)9)]．

　ドイツのミュンヘン地方では早くから小さな地方病院を含んだ telestroke による hub & spoke モデル構築が進んでおり，10 年間で rt-PA 静注療法実施率が 0.4% から 15.5% まで増加している[9)]．わが国においては，rt-PA 実施率は，5% 程度と試算されており，telestroke の普及が強く望まれる．

　Telestroke による rt-PA 静注療法に関する安全性についても，脳卒中専門医が直に診察し rt-PA 投与した場合と，telestroke で rt-PA 投与を実施した場合を比較しても，治療転帰に差はなく，出血性合併症が増加することもないと報告されている[10)]．

## 3　Telestroke と drip & ship 法

　脳梗塞超急性期に rt-PA 投与を開始しながら，脳卒中

センターへ転送する drip & ship 法についての最初の報告
は，2005 年の Conneticut 州 Hartfold 病院からのものであ
る[11]．この報告では，急性期脳梗塞転送症例の 15％が rt-
PA 投与開始後で，そのなかで症候性脳内出血は 33 例中
1 例のみで，半数以上が社会復帰を果たしており，その
有効性を示している．さらに，脳梗塞超急性期の血管内
治療による再開通療法の黎明期に drip, ship, and retrieve
の報告[12]がなされた．これは，rt-PA 静注療法で再開通
が得られにくい主幹動脈の急性閉塞に対する脳血管内治
療による再開通療法を前提としたアプローチであり，内
頸動脈，中大脳動脈水平部の急性閉塞に対する rt-PA 静
注療法後の脳血管内治療による再開通療法の有効性が示
された現在では，治療の選択肢の一つから，おこなうべ
き治療となっている．Telestroke を基盤とした hub &
spoke ネットワークは，脳卒中専門医が不足している地
域や地方病院における脳卒中治療の一つの解決策として
期待される．Drip & ship 法は，それまで rt-PA 静注療法
の恩恵をも受けることができなかった地方住民に，rt-
PA のみならず急性期血栓回収療法までの可能性を広げ
る手段として，非常に重要な役割を担うものと考えられる．

Drip & ship 法の有効性も示されているが[13]，脳卒中セ
ンターへ直接搬入された場合にくらべ，telestroke によ
る診断，搬送などに時間を費やすため，hub 施設，spoke
施設ともに院内整備をおこない時間短縮に努めることは
課題である[14]．Hub 施設が中心となって，telestroke 運用
の質的向上を目指し，治療症例の転帰，時間経過，合併
症などについてはきめ細かい記録をおこない，定期的に運
用に関するフィードバックをおこなうことが重要である[15]．

## おわりに

遠隔医療のなかで，telestroke は最も有用性が高い領
域である．運用にあたり，法整備や保険収載などが必要
となるが，標準治療の均霑化が進められるなかで，今後
さらに普及していくものと考えられる．

### ●文 献●

1) Demaerschalk BM *et al*：American Telemedicine Associa-
tion：Telestroke Guidelines. *Telemed J E Health* **23**：376-389,
2017

2) Berkhemer OA *et al*：MR CLEAN Investigators. A randomized

trial of intraarterial treatment for acute ischemic stroke. *N Engl
J Med* **372**：11-20, 2015

3) Goyal M *et al*：ESCAPE Trial Investigators. Randomized
assessment of rapid endovascular treatment of ischemic stroke.
*N Engl J Med* **372**：1019-1030, 2015

4) Saver JL *et al*：SWIFT PRIME Investigators. Stent-retriever
thrombectomy after intravenous t-PA vs. t-PA alone in stroke.
*N Engl J Med* **372**：2285-2295, 2015

5) Campbell BC *et al*：EXTEND-IA Investigators. Endovascular
therapy for ischemic stroke with perfusion-imaging selection.
*N Engl J Med* **372**：1009-1018, 2015

6) Jovin TG *et al*：REVASCAT Trial Investigators. Thrombec-
tomy within 8 hours after symptom onset in ischemic stroke. *N
Engl J Med* **372**：2296-2306, 2015

7) Sheth KN *et al*：Drip and ship thrombolytic therapy for acute
ischemic stroke：use, temporal trends, and outcomes. *Stroke*
**46**：732-739, 2015

8) Demaerschalk BM *et al*：Stroke Team Remote Evaluation
Using a Digital Observation Camera（STRokE DOC）in Ari-
zona－The Initial Mayo Clinic Experience（AZ TIME）Inves-
tigators. CT interpretation in a telestroke network：agreement
among a spoke radiologist, hub vascular neurologist, and hub
neuroradiologist. *Stroke* **43**：3095-3097, 2012

9) Müller-Barna P *et al*：TeleStroke units serving as a model of
care in rural areas：10-year experience of the TeleMedical
project for integrative stroke care. *Stroke* **45**：2739-2744,
2014

10) Zaidi SF *et al*：Telestroke-guided intravenous tissue-type
plasminogen activator treatment achieves a similar clinical
outcome as thrombolysis at a comprehensive stroke center.
*Stroke* **42**：3291-3293, 2011

11) Silverman IE *et al*：The "drip-and-ship" approach：starting
IV t-PA for acute ischemic stroke at outside hospitals prior to
transfer to a regional stroke center. *Conn Med* **69**：613-620,
2005

12) Pfefferkorn T *et al*：Drip, ship, and retrieve：cooperative
recanalization therapy in acute basilar artery occlusion. *Stroke*
**41**：722-726, 2010

13) Heffner DL *et al*：Outcomes of Spoke-Retained Telestroke
Patients Versus Hub-Treated Patients After Intravenous
Thrombolysis：Telestroke Patient Outcomes After Thromboly-
sis. *Stroke* **46**：3161-3167, 2015

14) Ishihara H *et al*：Safety and Time Course of Drip-and-Ship in
Treatment of Acute Ischemic Stroke. *J Stroke Cerebrovasc Dis*,
2017［Epub ahead of print］

15) Wechsler LR *et al*：American Heart Association Stroke Coun-
cil；Council on Epidemiology and Prevention；Council on
Quality of Care and Outcomes Research. Telemedicine Quality
and Outcomes in Stroke：A Scientific Statement for Health-

care Professionals From the American Heart Association/ American Stroke Association. *Stroke* **48**：e3-e25, 2017

**いしはら・ひでゆき**

石原秀行　山口大学脳神経外科　講師

1992 年，山口大学医学部卒. 1999 年, スイス連邦チューリッヒ大学脳神経外科留学. 2005 年, スイス連邦ジュネーブ大学神経放射線科留学.
専門は，脳血管障害.
研究テーマは，血液脳関門，遠隔医療.
趣味は，バラ栽培. 愛読書は，鬼平犯科帳.

## 脳血管障害の基礎知識

脳卒中専門医に知っておいてほしいキーワード

内科系 第13回

# Arterial spin-labeling MRI の臨床利用

岡﨑周平

国立循環器病研究センター　脳神経内科／データサイエンス部

> Arterial Spin-labeling（ASL）は，放射性物質や造影剤を用いず非侵襲的に脳血流を評価する MRI 撮像法の一つである．近年の高磁場 MRI 装置の普及と撮像技術の進歩により，空間分解能や撮像時間が改善し，その簡便性から脳血管障害の臨床現場でも積極的に利用されるようになってきた．本稿では，ASL を脳血管障害患者に対して用いる際の特徴や注意点について解説し，脳血管障害領域における最新の ASL 研究について概説する．

**KEY WORD** Arterial spin-labeling, 脳血管障害, arterial transit artifact

## はじめに

　Arterial Spin-Labeling（ASL）は，MRI を用いて電磁気的に標識した血液をトレーサーとして用いることで，非侵襲的に脳血流を評価する検査法である．ASL の手法自体は 1990 年代から提唱されていたが，従来の 1.5T 装置では信号対雑音比（signal to noise ratio：SNR）が低く，また撮像に時間がかかるため，研究目的での利用に限定されていた．しかし，近年の 3.0TMRI 装置の普及と撮影装置の性能向上，加えてラベリングや撮影後の画像加工技術の進歩などにより，臨床現場での使用に耐えうるような，精度の高い脳灌流画像を短時間で撮影することが可能となってきた．本稿では，はじめに ASL の原理について概説した後，ASL の特徴と注意点とおもに脳血管障害の臨床現場において ASL をどのように利用するのかを解説し，最新の研究についても紹介したい．

## 1．ASL の原理

　ASL の原理を理解するには，MRI の原理を理解してい

ることが前提となるが，一般の臨床医にとって MRI の原理は非常に難解である．そこで本稿では詳しい解説は成書に譲り，臨床で ASL を用いる際に必要な最低限の知識を紹介するにとどめる．ASL では，頸部から頭蓋底のレベルで動脈血中に含まれるプロトン分子を電磁気的に標識し（ラベリング），数秒後に標識化された血液が拍動により脳実質内に流入・拡散したものを画像化している（図❶）．プロトン分子の標識には，ラジオ波による反転パルスを用い，磁化が反転したプロトン分子が撮像範囲内に流入すると，その領域の MRI 信号強度が元の状態と比較して減少することを利用している．ラベリングによる血流信号強度の変化は脳実質の信号強度の約 1％程度と非常に小さいため，実際には標識化されたラベル画像とコントロール画像の差分イメージを用いることで ASL 灌流画像を得ている（図❶）．ラベリングの方法には，大きく分けて continuous ASL（CASL）と pulsed ASL（PASL）の 2 つの方法があるが，近年はこの 2 つの手法の組み合わせ，低いエネルギーで高いラベリング効率を可能にした pseudo-continuous ASL もしくは pulsed-continuous ASL（pCASL）とよばれる方法が国際的に推奨され[1]，普及し

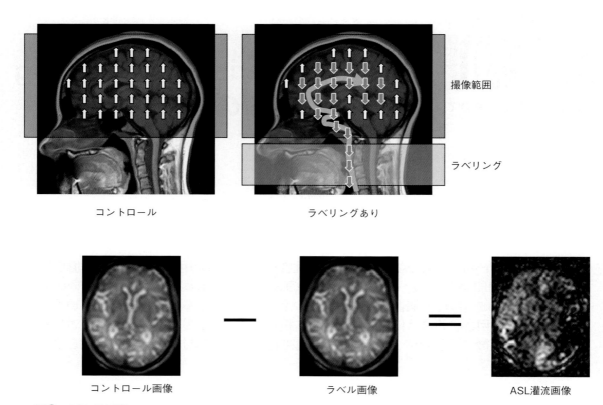

図❶ ASLの原理
頸部から頭蓋底のレベルで電磁気的ラベリングをおこない，数秒後に頭蓋内に流入した血液を検出する．コントロール画像とラベル画像の差分がASL灌流画像となる．実際のASL灌流画像では，信号強度を可視化するためにカラー画像に変換している．

つつある．

## 2．ASLの特徴と注意点

ASL灌流画像の撮影には，ラベリングされた血液が頸部から脳実質に移動するまでの到達時間を待つ必要であり，この待ち時間をpost labeling delay（PLD）あるいはinflow time（TI）とよぶ．PLDは通常1,500〜2,000 ms（ミリ秒）程度に設定するが，病態や心拍出量などさまざまな要因で到達時間は変化しうる．たとえば，内頸動脈の狭窄や閉塞がある場合や側副血行路により組織が灌流されている場合は，通常よりも到達時間が延長する．PLDが実際の到達時間よりも短く設定された場合は，ラベリングされた血液が血管内にとどまっている状態で撮影されてしまうため，脳灌流を過小評価してしまう可能性がある．一方でラベリングされた血液の信号は数秒で減衰してしまうため，PLDを長く設定しすぎると今度はSNRが低くなってしまうというジレンマがある．実際の臨床では，最適なPLDを設定するのは困難な場合が多く，複数のPLDを設定して補正するなどの方法が試みられている[2)3)]．またラベルした血液が閉塞部位近傍の血流速度の低下した血管の中に貯留することでarterial transit artifact（ATA）とよばれる線状の高信号アーチファクトが出現する（図❷）[4)]．ATAは脳血流評価を困難にするが，一方で閉塞血管の同定や側副血行路の評価での有用性が報告されている[5)6)]．

ASLでは非常に小さな信号強度の変化を差分イメージを用いることで検出しているため，体動に弱いという欠点がある．脳卒中急性期で失語や意識障害を有する患者では安静が保てない場合も多く，この点はしばしば臨床において問題となる．またASLの注意点として，頸部や頭蓋底にクリッピングやステントなどの金属があるとラベリングが阻害され，正しい灌流画像が得られないことがある．とくに頸動脈ステントが留置されているケースでは，ステント留置側の脳血流が過小評価されることが報告されており，注意が必要である[6)]．

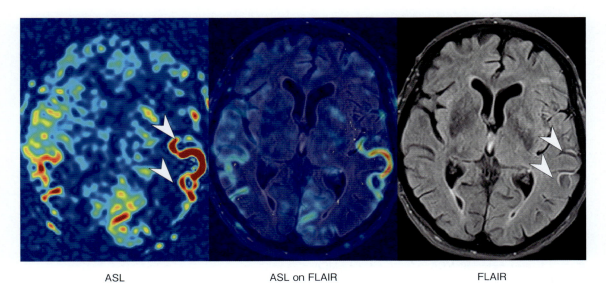

|ASL|ASL on FLAIR|FLAIR|

図❷ Arterial transit artifact
（Okazaki S et al, 2016[4] より改変引用）
左MCA-M1閉塞（部分再開通）の例．左MCA領域は広範に血流低下が認められるが，ラベリングされた血液が左中大脳動脈内に貯留し，虚血領域内に高信号を呈するarterial transit artifact（ATA）として描出される（左図：白矢頭）．同部位に一致してFLAIR画像では高信号病変（hyperintense vessel sign）が認められる．

## 3．脳卒中診療におけるASLの利用法

　脳卒中診療において最も想定されるASL灌流画像の利用法は，脳梗塞急性期における脳血流量の評価，とくに血栓溶解療法や血管内治療の適応を検討する際のペナンブラ領域の推定に用いることだろう[8]．ASL撮影にかかる時間は装置にもよるがおよそ3～5分程度と短く，造影剤や放射性同位元素を必要としないことから，腎機能障害や被曝を気にせずに迅速に実施できるという利点がある．しかし，上述したようにASLを用いた脳血流の評価はPLDの設定により大きく影響を受け，近位部脳主幹動脈の狭窄や側副血行路により実際の到達時間が延長しているような場合は，ペナンブラ領域を実際よりも広く評価してしまう危険がある．またATAはしばしば虚血領域に出現するため（図❷），虚血領域の定量的な脳血流評価は不正確になる場合が多い．加えてCT/MRI灌流画像とは異なり，装置によるASL灌流画像の差が大きいことから標準化がむずかしく，ペナンブラ領域の閾値の設定がむずかしいなどの欠点がある．このように現時点ではASLは脳虚血領域の定量的評価やペナンブラの推定という点では，既存のCT/MRI灌流画像やPET/SPECT検査には及ばない点も多い．
　一方で過灌流についてASLは非常に鋭敏であり，脳炎やてんかんの局在診断では高い有用性が報告されている[9]．脳血管障害との鑑別がしばしば問題となる非けいれん性てんかん重積状態では，障害側に著明な脳血流増加が認められ，容易に脳血管障害との鑑別が可能となる[10]．動静脈瘻や動静脈奇形などのシャント性疾患の診断でもASLは有用であり，シャント量の推定にも役立つとされている[11]．またASLの大きな特徴として，造影剤の副作用や被曝のリスクがなく，短期間にくり返し撮影することができるため，頸動脈内膜剥離術や浅側頭動脈-中大脳動脈バイパス術後の過灌流評価にもASLは非常に有用である[9]．われわれは脳梗塞再灌流療法後にASLを撮影し，再灌流領域に過灌流を認めた症例では，出血性変化を呈する症例が多いことを示し，再灌流療法後の過灌流障害の診断においてもASLが有用であることを明らかにした[6]．また近年では，脳血管障害だけではなく，脳腫瘍の悪性度判定[12]や認知症の診断[13]にも応用できることが明らかになり，今後さらにASLの臨床応用は広がっていくことが予測される．

## 4．ASLを用いた最新の脳血管障害の研究

　ASLは短時間でくり返し撮影することが可能であり，この特徴を利用することで，脳血管障害における脳血流

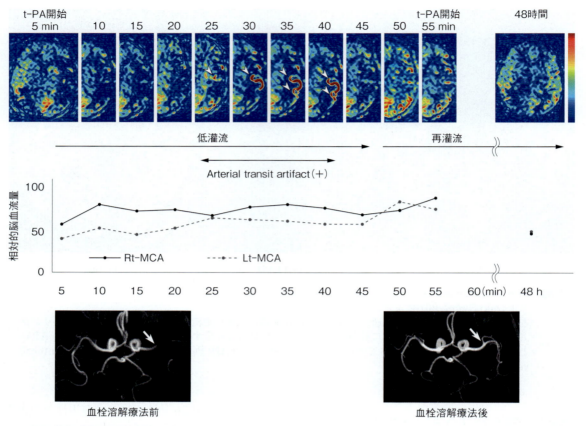

図❸ 血栓溶解療法中の脳血流変化
（Okazaki S et al, 2016[4] より改変引用）
経静脈的血栓溶解療法をおこなった左MCA閉塞患者での連続ASL撮影の1例．血栓溶解療法開始25分後から虚血領域にarterial transit artifact（ATA）が出現し，ATAがしだいに閉塞血管の末梢側まで進展した後，組織再灌流が得られている．

の経時的な変化を観察することが可能となる．われわれは経静脈的血栓溶解療法中に脳血流がどのように経時的に変化するかを調べるために，同意の得られた急性期脳梗塞患者に対して経静脈的血栓溶解療法をMRI室内で投与し，60分間の投与期間中に5分間隔でくり返しASLを撮影した[4]．興味深いことに血栓溶解療法投与中に再開通を認めた症例では，閉塞血管がある瞬間に再開通するのではなく，閉塞血管部位に一致するATAの出現・増大期とそれにつづく微小循環障害期，完全再開通といった一連の動的な変化が共通して認められることが明らかになった（図❸）．一方で血栓溶解療法初期にATAが認められない症例では，経静脈的血栓溶解療法ではほとんど再開通が認められなかったことから，ATAの出現は再開通前の不完全な血流再開を示唆している可能性が高く，急性期血管内治療の適応を決定するうえでもASLが有用であることが示された．

## おわりに

非侵襲的で簡便なASL灌流画像は今後ますます臨床の現場で，広く用いられるようになってくることが予想されるが，PLDの設定や種々のアーチファクトの問題など，これまでの脳灌流画像とは異なる注意点があることに留意する必要がある．日常臨床においてはASLの特徴を十分に理解したうえで，既存の脳灌流画像とうまく併用していくことが重要となるだろう．

●文献●

1) Alsop DC et al：Recommended implementation of arterial spin-labeled Perfusion mri for clinical applications：A consensus of the ISMRM Perfusion Study group and the European consortium for ASL in dementia. Magn Reson Med 73：102-116, 2015

2) Martin SZ et al：3D GRASE pulsed arterial spin labeling at multiple inflow times in patients with long arterial transit

times：comparison with dynamic susceptibility-weighted contrast-enhanced MRI at 3 Tesla. *J Cereb Blood Flow Metab* **35**：392-401, 2015

3) Wolf ME *et al*：Assessment of Perfusion Deficits in Ischemic Stroke Using 3D-GRASE Arterial Spin Labeling Magnetic Resonance Imaging with Multiple Inflow Times. *J Neuroimaging* **24**：453-459, 2013

4) Okazaki S *et al*：Prediction of Early Reperfusion From Repeated Arterial Spin Labeling Perfusion Magnetic Resonance Imaging During Intravenous Thrombolysis. *Stroke* **47**：247-250, 2016

5) Yoo RE *et al*：Bright vessel appearance on arterial spin labeling MRI for localizing arterial occlusion in acute ischemic stroke. *Stroke* **46**：564-567, 2015

6) Okazaki S *et al*：Cerebral hyperperfusion on arterial spin labeling MRI after reperfusion therapy is related to hemorrhagic transformation. *J Cereb Blood Flow Metab* **37**：3087-3090, 2017

7) Chen DY-T *et al*：Loss of labelling efficiency caused by carotid stent in pseudocontinuous arterial spin labelling perfusion study. *Clin Radiol* **71**：e21-e27, 2016

8) Wang DJ *et al*：The value of arterial spin-labeled perfusion imaging in acute ischemic stroke：comparison with dynamic susceptibility contrast-enhanced MRI. *Stroke* **43**：1018-1024, 2012

9) Deibler AR *et al*：Arterial spin-labeling in routine clinical practice, part 3：hyperperfusion patterns. *AJNR Am J Neuroradiol* **29**：1428-1435, 2008

10) Yoo RE *et al*：Identification of cerebral perfusion using arterial spin labeling in patients with seizures in acute settings. *PLoS One* **12**：1-15, 2017

11) Wolf RL *et al*：Arteriovenous shunt visualization in arteriovenous malformations with arterial spin-labeling MR imaging. *Am J Neuroradiol* **29**：681-687, 2008

12) 木村浩彦ほか：MRIのストラテジー＆アウトカム 臨床施設からの報告 脳腫瘍 ASLを用いた脳灌流画像. *INNERVISION* **29**：8-11, 2014

13) 松田博史：【認知症における画像モダリティ最前線】認知症診断における脳血流イメージング 脳血流SPECT/MRI-ASL. *Med IMAGING Technol* **34**：8-12, 2016

---

## おかざき・しゅうへい

岡﨑周平　国立循環器病研究センター 研究開発基盤センター・データサイエンス部／脳神経内科 医長

1978年, 大阪生まれ. 医師・医学博士. 2002年, 大阪大学医学部医学科卒業. 国立循環器病研究センター 脳神経内科. 大阪大学医学部附属病院等に勤務. 2013年～2015年までハイデルベルク大学医学部マンハイム大学病院神経内科に留学. 留学中は脳梗塞急性期のMRI, とくにASL灌流画像について研究. 2015年10月より国立循環器病研究センター データサイエンス部／脳神経内科に勤務.
専門は, 脳血管障害, 脳画像診断, 治験・臨床研究.
研究テーマは, 炎症と脳卒中の関連, 脳卒中の画像診断.
趣味は, スキー・読書.

## 脳血管障害の基礎知識

脳卒中専門医に知っておいてほしいキーワード

**外科系　第13回**

# 頭蓋内内頸動脈系の動脈解離

遠藤英徳[1]，冨永悌二[1]，藤村　幹[2]，松本康史[3]
ENDO Hidenori, TOMINAGA Teiji, FUJIMURA Miki, MATSUMOTO Yasushi
[1]東北大学脳神経外科，[2]広南病院脳神経外科，[3]広南病院血管内脳神経外科

> 脳動脈解離は，画像診断技術の発展によりその診断機会が増え，従来考えられていたほどまれではないことが明らかとなった．出血または虚血で発症するほか，軽微な頭痛で発見されることもあり，その自然経過は完全にはわかっていない．多くは椎骨脳底動脈領域に生じるが，とくに若年者では内頸動脈系にも発生することがあり，若年性脳卒中の原因としても近年注目されている．また，くも膜下出血で発症する"チマメ状動脈瘤"も内頸動脈解離の亜型と報告されている．脳梗塞に対しては内科治療，出血に対しては外科治療の対象となることが多く，治療に際して，解離の部位や形状，周囲血管の状態などの正確な画像診断が求められる．

**KEY WORD** 脳動脈解離，内頸動脈，くも膜下出血，脳梗塞，頭痛

## はじめに

　動脈解離は全身のいずれの動脈にも発生する可能性があり，とくに大動脈と脳動脈に好発する．脳動脈では椎骨脳底動脈系に多く，脳梗塞やくも膜下出血の原因となりうる．脳梗塞に対しては内科治療，出血に対しては外科治療の対象となることが多く，解離の部位や形状，周囲血管の状態などの正確な画像診断が求められる．椎骨脳底動脈系のみならず，若年者では内頸動脈系に発生することがあり，若年性脳卒中の原疾患の一つとして最近注目されている．本稿では，その病態と治療方法について，文献にもとづいて概説する．

## 1. 病態

　動脈解離は，"血流が血管壁の中に進入，進展する病態"と定義され，1934年にShennan[1]が大動脈解離の5症例をはじめて報告した．通常，動脈壁の非全層性の解離であり，その病理学的所見はYonasら[2]により詳細に検討された．すなわち，脳動脈は筋性動脈であるが，体血管の筋性動脈と異なり外弾性板が欠如している．内側から内膜，内弾性板，中膜，外膜で構成され，脳動脈における内弾性板の発達は良好であるが，平滑筋細胞で構成される中膜は薄く，しかも弾性線維に乏しく脆弱である．さらに，外膜も未発達であるため，内膜の断裂は中膜と外膜を含む全層性の断裂を引き起こす場合には，くも膜下出血を引き起こすこととなる．また，血液が中膜平滑筋層に進入して偽腔を形成し，真腔を押し潰して狭窄を作る場合には，その末梢の灌流領域や解離部に起始する穿通枝領域に梗塞を引き起こす．

　脳動脈解離は椎骨脳底動脈に多いことが知られている[3]．水谷らの206例（出血108例，非出血98例）の検討では，出血群において椎骨脳底動脈系が96例（88.9%），内頸動脈系が12例（11.1%），非出血群において椎骨脳底動脈系が84例（85.7%），内頸動脈系が14例で（14.3%）あった．内頸動脈系のみに着目すると，出

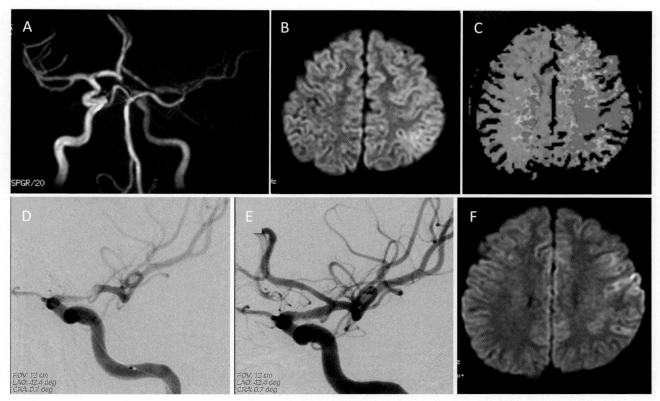

**図❶ 症例：17歳男性，虚血発症左内頸動脈解離**
A：発症時MRA．左内頸動脈領域の描出不良を認める．B：拡散強調画像．左中大脳動脈領域に淡い高信号域を認める．C：MRI灌流画像．左大脳半球の血流低下を認める．D：左内頸動脈撮影．左内頸動脈 supraclinoid segment に限局した string sign を認める．E：発症から約6時間でステント留置．String sign は改善している．F：術翌日拡散強調画像：左中大脳動脈領域の高信号は増大なし．

血群において前大脳動脈が5例（4.6%），中大脳動脈が4例（3.7%），内頸動脈が2例（1.9%），非出血群においては前大脳動脈が6例（6.1%），中大脳動脈が4例（4.1%），内頸動脈が4例（4.1%）と前大脳動脈が最も頻度が高い．しかし，頭蓋内内頸動脈 supraclinoid segment の前壁に生じる小型動脈瘤である，いわゆる"チマメ状動脈瘤（blood blister-like aneurysm）"[4]も根本的な病態は解離であると報告され[5]，これを加えると内頸動脈解離の頻度は少し高くなる．

## 2. 画像診断

従来，脳血管撮影における double lumen, intimal flap, peal and string sign などが脳動脈解離の診断の決め手であったが，近年では magnetic resonance imaging（MRI）が画像診断の主役となっている．MRIにおける動脈解離の診断基準として，①intramural hematoma，②double lumen，③intimal flap，④血管外径の拡大などが報告されている[6)7)]．これらの診断は血管構造が明確な椎骨脳底動脈本幹部の動脈解離に対しては有効な方法であるが，内頸動脈系の動脈解離，とくに末梢に生じる解離では必ずしも確認できるわけではない．虚血で発症する場合には tapered occlusion や string sign，出血で発症する場合には pearl sign や aneurysmal dilatation の所見に着目しつつ，診断が不明確な場合には経時的変化を追いかけることが重要である．脳動脈解離の場合には短期間で画像所見が変化しうることが特徴である．これらの所見に加えて，筆者ら[8]は，内頸動脈前壁に生じる"チマメ状動脈瘤"の新たな画像診断方法として，MRIの fast spin-echo T1強調画像において，瘤壁がガドリニウムによる増強効果を有することを報告した．

## 3. 若年性脳卒中の原因としての脳動脈解離

若年，とくに小児脳卒中は比較的まれであり，その原因疾患の代表格としてもやもや病があげられる[9]．脳動

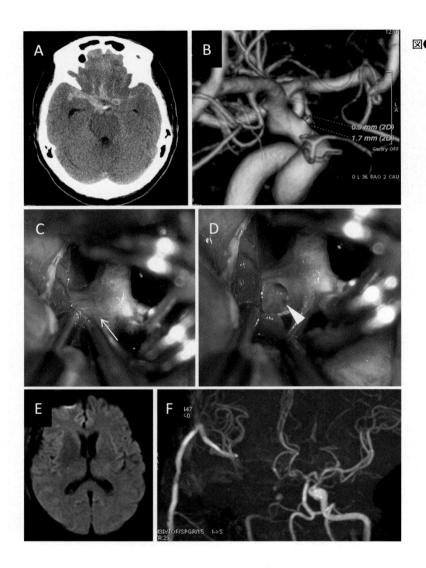

**図❷ 症例：55 歳女性，破裂右チマメ状動脈瘤**
A：発症時 CT. 右に強いくも膜下出血を認める．B：右内頸動脈撮影．右内頸動脈 supraclinoid segment の前壁に小型の動脈瘤を認める．C：術中所見．動脈瘤のトラッピング後に動脈瘤頸部（矢印）を確認．D：動脈瘤頸部は脆弱であり，容易に裂け目を生じた（矢頭）．E：術翌日拡散強調画像．虚血性合併症は認めない．F：術翌日 MRA. Saphenous vein graft を使用したバイパスの開存が確認できる．

脈解離も，もやもや病につぐ若年性脳卒中の原因疾患として常に考慮すべき疾患である．わが国における「若年世代の脳卒中の診断，治療，予防戦略に関する全国多施設共同研究（SASSY-Japan）」によると，50 歳以下の若年群脳卒中では，動脈硬化危険因子や非弁膜性心房細動よりも，もやもや病，動脈解離，卵円孔開存，抗リン脂質抗体症候群などが若年脳卒中発症に有意に関連した[10]．動脈解離に着目した米国のデータでは，小児脳卒中の 7.5% が脳動脈解離に起因するとの報告もある[11]．小児の脳動脈解離は前方循環，とくに supraclinoid segment の内頸動脈に多いことが特徴である[12]．自験例においても，2004～2017 年に加療をおこなった脳動脈解離連続 431 例のうち，18 歳未満の小児例は 7 例（1.6%）であり，7 例全例が内頸動脈系の解離であった（頭蓋内内頸動脈解離 5 例，中大脳動脈解離 2 例）．中大脳動脈の 1 例のみがくも膜下出血で発症し，他の 6 例はすべて脳梗塞で発症した．以上より，小児脳卒中，とくに虚血性脳卒中の病態診断においては，もやもや病のみならず，脳動脈解離を念頭に置く必要があると考えられる．

## 4. 治療

虚血発症急性期に t-PA（tissue-plasminogen activator）が有効であるか否かは不明である[13]．瘤状拡張を伴う場合には出血性転化をきたす可能性もあるため，t-PA 投与は勧められない．また，抗血栓療法の薬剤選択（抗血小板薬または抗凝固薬）に関する優越は不明確であり[14]，抗血栓療法をおこなうか否か，またどの抗血栓薬を使用するのかは，病態に応じて医師の裁量に委ねられる．虚血症状が動揺し，progressing stroke を呈する場合には外科治療の選択肢も考慮すべきである[15]．外科治療には，開頭手技によるバイパス手術，または血管内手技による

ステント留置術がある．血行再建までの時間は血管内手術に優位性があると考えられる（図❶）．一方，出血で発症する場合には，再出血予防の目的に当初から外科治療を選択することが多い．従来開頭手術を選択することが多かったが，最近では血管内手術で良好な成績を収めている報告も少なくない[16]．根治性では開頭術，とくにバイパスを併用した解離部のトラッピング術がすぐれているが[17]（図❷），今後はより低侵襲な血管内治療が主流となる可能性がある．

## おわりに

内頸動脈系の脳動脈解離の病態と治療方針を概説した．従来考えられていたよりも高頻度で遭遇する疾患であり，とくに若年者の虚血性脳卒中においては，原疾患として考慮すべき病態である．外科治療が有効な場合があることから，早期診断を経て迅速な治療方針決定が必要である．

### ●文　献●

1) Shennan T：Med Res Coun Spec Rep Series 193, 1934

2) Yonas H *et al*：Dissecting intracranial aneurysms. *Surg Neurol* **8**：407-415, 1977

3) Mizutani T：Natural course of intracranial arterial dissections. *J Neurosurg* **114**：1037-1044, 2011

4) 高橋明：内頸動脈 C2 部チマメ状動脈瘤の手術．脳卒中の外科 **16**：72-77，1988

5) Ohkuma H *et al*：Subarachnoid hemorrhage caused by a dissecting aneurysm of the internal carotid artery. *J Neurosurg* **97**：576-583, 2002

6) Hosoya T *et al*：Clinical and neuroradiological features of intracranial vertebrobasilar artery dissection. *Stroke* **30**：1083-1090, 1999

7) Nagahata M *et al*：Morphological Change of Unruptured Vertebral Artery Dissection on Serial MR Examinations. Evaluation of the Arterial Outer Contour by Basi-parallel Anatomical Scanning （BPAS）-MRI. *Interv Neuroradiol* **12**：133-136, 2006

8) Endo H *et al*：Ruptured Cerebral Microaneurysm Diagnosed by 3-Dimensional Fast Spin-Echo T1 Imaging with Variable Flip Angles. *J Stroke Cerebrovasc Dis* **24**：e231-e235, 2015

9) Suzuki J *et al*：Cerebrovascular "moyamoya" disease. Disease showing abnormal net-like vessels in base of brain. *Arch Neurol* **20**：288-299, 1969

10) 峰松一ほか：若年者脳卒中診療の現状に関する共同調査研究若年者脳卒中共同調査グループ（SASSY-JAPAN）．脳卒中 **26**：331-339，2004

11) Roach ES *et al*：Management of stroke in infants and children：a scientific statement from a Special Writing Group of the American Heart Association Stroke Council and the Council on Cardiovascular Disease in the Young. *Stroke* **39**：2644-2691, 2008

12) Fullerton HJ *et al*：Arterial dissection and stroke in children. *Neurology* **57**：1155-1160, 2001

13) Derex L *et al*：Intravenous tPA in acute ischemic stroke related to internal carotid artery dissection. *Neurology* **54**：2159-2161, 2000

14) Daou B *et al*：Anticoagulation vs Antiplatelet Treatment in Patients with Carotid and Vertebral Artery Dissection：A Study of 370 Patients and Literature Review. *Neurosurgery* **80**：368-379, 2017

15) Oka F *et al*：Ischemic stroke due to dissection of intracranial internal carotid artery：implications for early surgical treatment. *Surg Neurol* **69**：578-584；discussion 584-575, 2008

16) Shah SS *et al*：Microsurgical versus endovascular interventions for blood-blister aneurysms of the internal carotid artery：systematic review of literature and meta-analysis on safety and efficacy. *J Neurosurg* **127**：1361-1373, 2017

17) Endo H *et al*：Cerebral Blood Flow after Acute Bypass with Parent Artery Trapping in Patients with Ruptured Supraclinoid Internal Carotid Artery Aneurysms. *J Stroke Cerebrovasc Dis* **24**：2358-2368, 2015

### えんどう・ひでのり

遠藤英徳　東北大学脳神経外科　助教

2001 年，東北大学医学部卒業，脳神経外科入局．2004 年，スタンフォード大学脳神経外科留学（ポストドクトラルフェロー）．2006 年〜 東北大学病院脳神経外科・広南病院脳神経外科など．
専門は，脳卒中の外科治療（開頭・血管内）．
研究テーマは，脳血管障害の臨床．
趣味は，ロードバイク．

連載 第5回

脳卒中専門医のための **画像診断**

# 頭蓋内血管壁イメージング

五明美穂[1,2]，土屋一洋[1,2]
GOMYO Miho, TSUCHIYA Kazuhiro
[1]杏林大学医学部放射線医学教室，[2]埼玉医科大学総合医療センター放射線科

3T装置の普及やシーケンスの開発によりMRIでの頭蓋内血管壁イメージングが可能となったことで血管壁や内腔を直接観察できるようになり，アテローム性動脈硬化症の不安定プラークの検出や脳動脈解離の診断，脳動脈瘤の破裂予測，もやもや病や血管炎など数多くの頭蓋内動脈疾患における臨床的有用性が報告されている．本稿では頭蓋内動脈の解剖と頭蓋内血管壁イメージングの撮像方法に触れ，おもな疾患の所見につき解説をおこなう．

KEY WORD ● 血管壁イメージング，プラーク，脳動脈解離，もやもや病，血管炎

## はじめに

近年の3T MRI装置の普及や適切なシーケンスの開発により可能となった頭蓋内血管壁イメージングは，血管壁や内腔に生じている変化を直接評価することができ，脳動脈疾患で臨床的有用性が報告されている．本稿では頭蓋内血管壁イメージングにおける撮像技術の概略を紹介し主要病態の所見を解説する．

## 頭蓋内動脈の解剖学的構造[1]（図❶）

頭蓋内動脈は外弾性板が欠如し，膠原線維からなる薄い外膜，平滑筋細胞からなる中膜，多数の小孔を有する内膜とその直下の強固な内弾性板から構成される．中膜への栄養は内膜の小孔を介した血液側からの透過と，外膜を介した髄液側からの浸透によって賄われるため，中膜の厚い大動脈で見られる血管壁を養う微小血管網"vasa vasorum (VV)"は本来必要ないが，動脈硬化や解離，血管炎，動脈瘤などを生じるとVVが出現する[2)~4)]．

## 頭蓋内血管壁の撮像技術

頭蓋内血管は細く壁は薄いため，血管壁イメージングには高い分解能と高いsignal-to-noise ratio (SNR)を要し，血管壁と周囲髄液との間にコントラストをつけ，さらに血液信号を抑制し内腔をblack-blood (BB)として描出する必要がある．

### ● 1．2-dimensional (2D)頭蓋内血管壁イメージング

プロトン密度強調像では血管壁や血管内腔の境界を明瞭に描出でき，T1強調像，T2強調像では病変の性状を評価できる[5)]．面内分解能が高く，特別な撮像シーケンスがなくても撮像できるため汎用性が高いが，撮像範囲が限定され，撮像時間が長く，目的の頭蓋内血管に対する直行断面の設定が煩雑であるため，屈曲蛇行部位や広範囲の病変評価には不向きである．血管内腔をBBとして描出するためには目的血管の上流に血液信号を抑制するSAT pulseを置く方法と，心電図や脈波同期を使用する方法があるが，後者は繰返時間（repetition time：TR）が心拍数によって規定されるため，患者の心拍数によってT1コントラストが変動するという弱点がある．

### ● 2．3-dimensional (3D)頭蓋内血管壁イメージング

近年3Dシーケンスで再収束フリップ角を連続的に可変させることにより，目的のコントラストを取得しつつ血管内の血液信号も抑制できる撮像法が用いられており，東芝メディカルシステムズ社ではMulti Planar Voxel (MPV)，Philips社ではVolume ISotropic TSE Acquisition

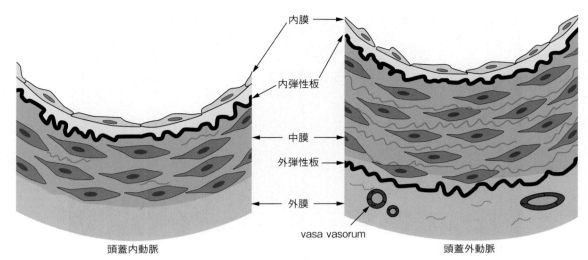

**図❶** 頭蓋内動脈壁と頭蓋外動脈壁の解剖学的構造
(Yang WJ *et al*, 2017[1] より改変引用)

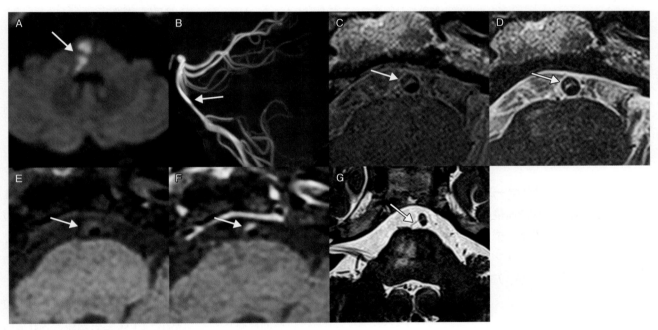

**図❷** 橋穿通枝梗塞
A：拡散強調像，B：3D-TOF MRA，C：血管壁イメージングプロトン密度強調像，D：血管壁イメージング T2 強調像，E：血管壁イメージング T1 強調像，F：血管壁イメージング造影 T1 強調像，G：MR cisternography.
拡散強調像で橋傍正中右側に前後方向に長い高信号域を認める（A：矢印）．MRA で脳底動脈中程に狭窄を認める（B：矢印）．血管壁イメージングでは狭窄部位に一致し，前壁右寄りにプラークが描出されている．プラークはプロトン密度強調像，T2 強調像で不均一な信号を，T1 強調像で等信号を示し，造影後は強く増強される（C〜F：矢印）．MR cisternography でプラークの存在する部分から梗塞巣に向かう橋枝が描出されており，今回の梗塞巣の原因となっていることが判明した（G：矢印）．MR cisternography は聴神経腫瘍の診断で用いられる heavy T2 強調像であるが，脳底動脈のように周囲を髄液で囲まれた動脈の穿通枝描出の際に役立つ場合がある．

(VISTA)，Siemens 社では Sampling Perfection with Application-optimized Contrast using different angle Evolution (SPACE)，GE Healthcare 社では Cube とよばれている．2D と比較すると面内分解能はやや低いが，約 5 分の撮像で頭部全体を撮像でき，撮像後に任意断面で再構成をおこなえる利点がある．

## おもな病態の頭蓋内血管壁イメージング

### 1．粥状動脈硬化症（図❷）

プラークは通常偏在性の分布を示す．プラークの不安

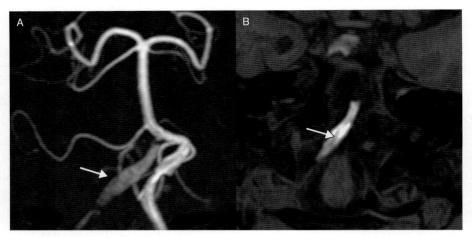

図❸ 右椎骨動脈解離（血栓閉塞）
A：3D-TOF MRA，B：T1強調型血管壁イメージング．
MRAで右椎骨動脈に紡錘状拡張が認められる（A：矢印）．T1強調型の血管壁イメージングでは血管内腔は血栓により高信号を示しており，中心部分にflapが線状の低信号域として認められ（B：矢印），真腔，解離腔とも血栓により閉塞した状態の解離性動脈瘤であることがわかった．MRAのベースはT1強調像であるため，時としてT1強調像で高信号の血栓と血流信号の区別が困難な場合があるが，血管壁イメージングでは血流はBBとして描出されるため血栓とは明瞭に区別される．

定性はリモデリングパターン，プラーク体積，プラークの性状と造影剤投与後のプラークの増強効果によって決定される[5]．

### ● 1）リモデリングパターン

狭窄部位の血管短軸断面積が近位側の正常な血管断面積よりも大きい場合がポジティブリモデリング，小さい場合がネガティブリモデリングと定義され，ポジティブリモデリングは症候性の中大脳動脈狭窄群で多く見られたと報告されている[6)7]．

### ● 2）プラーク面積

プラーク面積は脳梗塞の危険因子と考えられている．狭窄部位の短軸断面積から内腔面積を引いたものをプラーク面積とするものが多い[6)〜8]．

### ● 3）プラークの性状・増強効果

頭蓋内動脈のVVは動脈硬化が進行すると近位側から遠位側へ発達し，遠位部では時に独立してプラーク内に炎症細胞を輸送しプラークの発達に重要な役割を果たすが[9)〜13]，VVの多くは未熟で不完全であるため結果としてプラーク内出血や増強効果をきたす[14)〜16]．頸動脈からの推測に加え，いくつかの頭蓋内動脈の組織病理学的検討[1)17]および放射線学的検討[8)18)〜21]から，プラーク内出血はT1強調像上で明瞭な高信号として描出される．ただし頭蓋内は頭蓋外よりプラーク内出血が少ないとの報告もあり[22)23]プラーク内出血がなくても不安定プラークは否定できない．また，脂質コアもプラークの脆弱性に影響を与える重要な成分であり，剖検例の検討で脂肪抑制併用3D血管壁イメージングでのプラーク内低信号域が脂質コアであったとの報告がある[24]．プラークの増強効果は不安定プラークを示唆する最も一般的で信頼できる所見であり[25)〜27]，症候性プラークの増強効果の強さは時間経過とともに減弱していくことが報告されている[28)29]．

### ● 2．Branch atheromatous disease（BAD）

BADは発症後数日間に症状進行や病変拡大の可能性があるため，プラークの存在や位置，範囲を把握することは重要である．BADでプラークは梗塞と同側の血管壁に見られることや，中大脳動脈では穿通枝の分岐する上〜後壁に多いことが報告されている[30)〜32]．

### ● 3．解離性脳動脈瘤（図❸，❹）

解離腔が開存している場合は真腔・解離腔ともBBとして描出され（double lumen），その間にflapが確認でき

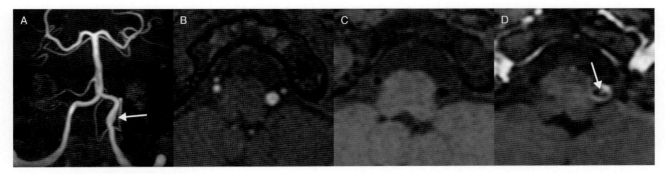

**図❹　左椎骨動脈解離（偽腔開存型）**
A：3D-TOF MRA，B：3D-TOF MRA 元画像，C：T1 強調型血管壁イメージング，D：T1 強調型血管壁イメージング（造影後）．
左椎骨動脈遠位部に軽度の拡張を認める（A：矢印）．MRA 元画像，血管壁イメージングのいずれも拡張部位内腔に flap は判然としないが，造影後血管壁イメージングでは血管壁の全周性の増強効果に加え，内腔に増強された flap を明瞭に確認できた（D：矢印）．

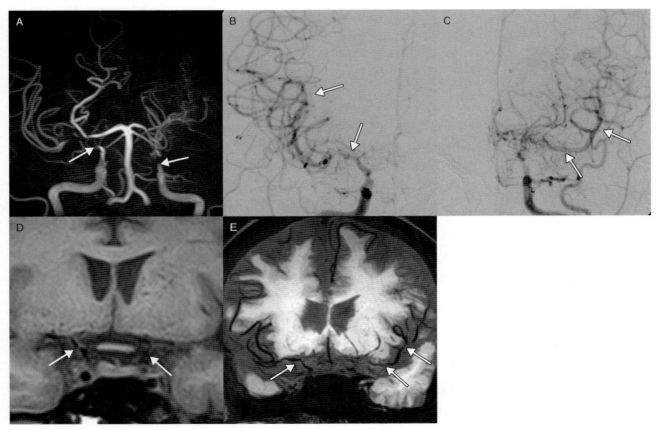

**図❺　もやもや病**
A：3D-TOF MRA，B：DSA 右内頸動脈造影，C：DSA 左内頸動脈造影，D：T1 強調型血管壁イメージング，E：血管壁イメージング（MinIP 像）．
MRA で両側内頸動脈終末部に狭窄が見られる（A：矢印）．中大脳動脈は右では M2 以降は描出されているものの M1 の血流信号は確認できず，左は描出が見られない．DSA の内頸動脈造影で右 M1 は細いながらも描出されており，左は側副路を介し M1 遠位部以降が描出されている（B，C：矢印）．T1 強調型血管壁イメージングで両側内頸動脈終末部の血管径は細く，右では全周性の壁肥厚が見られ，左は虚脱し内腔が同定できない（D：矢印）．3D の血管壁イメージングに MinIP 処理をおこなうことで MRA では描出されなかった両側 M1 や左 M1 遠位部以降の描出が確認でき DSA 同様の所見を得られた（E：矢印）．

る．解離腔が血栓化している場合は壁内血腫（intramural hematoma）が描出されるが，その信号は発症からの時期や症例によってさまざまである．高信号の場合は診断に有用であるが時にプラーク内出血と区別が困難な場合もあり，臨床情報や経過観察による所見の変化と合わせた評価が不可欠である．造影をおこなうと解離血管壁やflapが増強され診断に有用な場合があるが，とくに椎骨動脈では加齢による壁の増強効果が見られることはまれではなく，対側の解離を生じていない血管壁の増強効果の有無を確認する必要がある．解離血管壁の増強効果は完全には解明されていないが，炎症[33]や，vasa varosum[34]の結果であると考えられている．PETでは血管壁の増強効果は一過性の炎症性変化であり数週間で改善したとの報告がある[33]．

## ● 4．もやもや病 （図❺）

内頸動脈終末部や中大脳動脈・前大脳動脈近位部に内膜の過形成と中膜の菲薄化が生じる結果，これら血管径は減少し全周性の壁肥厚と求心性の内腔狭窄が生じる[35]～[37]．虚血発症例では患側の血管壁に同心円状の強い増強効果が見られたとの報告がある[38]．

MRAでは高度狭窄部やその末梢は血流が存在していても描出不良となることがあるが，血管壁イメージングを最小値投影（minimum intensity projection：MinIP）することにより，BBが強調され狭窄部やその末梢の血流の有無を評価可能である．この方法はM1からの穿通枝描出にも役立つ．

## ● 5．血管炎

中大脳動脈分岐部より末梢およびそれに相当する中型～小型動脈に滑らかな全周性（時に偏心性）の壁肥厚と増強効果を示す[39]．増強効果の強さは活動性を示し，治療に伴い減弱する[40][41]．

## ● 6．可逆性脳血管攣縮症候群 （reversible cerebral vasoconstriction syndrome：RCVS）

びまん性かつ均一な壁肥厚が見られ，経過観察にて改善する．血管壁の増強効果はないか，あってもごくわずかである[39]．

## ● 7．脳動脈瘤の血管壁イメージング

瘤壁の増強効果は破裂脳動脈瘤で高頻度に見られ[28][29]，未破裂脳動脈瘤における破裂リスク評価に期待がもたれている．脳動脈瘤の増大・破裂の前段階で血管壁には炎症性変化が進行しており，瘤壁の増強効果は炎症性変化によって生じたVVやVVからの新生血管によるものと考えられている．

## おわりに

頭蓋内血管は病理組織標本を得難く，頭蓋内血管壁イメージングの所見と組織変化とを対比することが難しい．このため血管壁の信号や増強効果につき十分に解明されていない部分も多いが，近年の頭蓋内血管壁イメージングを用いた検討が数多く報告されており，今後さらに新たな知見が得られることと思われる．脳血管病変はアジア圏に多く，撮像の機会はわれわれの日常診療内に多々存在する．本稿が多くの施設での血管壁イメージング撮像のきっかけとなっていただけたら幸いである．

### ●文　献●

1) Yang WJ et al：Intracranial Atherosclerosis：From Microscopy to High-Resolution Magnetic Resonance Imaging. *J Stroke* **19**：249-260, 2017

2) Ritz K et al：Cause and mechanisms of intracranial atherosclerosis. *Circulation* **130**：1407-1414, 2014

3) Geiringer E：Intimal vascularization and atherosclerosis. *J Pathol Bacteriol* **63**：201-211, 1951

4) Connolly ES Jr et al：Immuno-histochemical detection of intracranial vasa vasorum：a human autopsy study. *Neurosurgery* **38**：789-793, 1996

5) Ryu CW et al：High-resolution MRI of intracranial atherosclerotic disease. *Neurointervention* **9**：9-20, 2014

6) Xu WH et al：*In vivo* high-resolution MR imaging of symptomatic and asymptomatic middle cerebral artery atherosclerotic stenosis. *Atherosclerosis* **212**：507-511, 2010

7) Chung GH et al：High resolution MR imaging in patients with symptomatic middle cerebral artery stenosis. *Eur J Radiol* **81**：4069-4074, 2012

8) Ryu CW et al：High resolution wall and lumen MRI of the middle cerebral arteries at 3 tesla. *Cerebrovasc Dis* **27**：433-442, 2009

9) Portanova A et al：Intracranial vasa vasorum：insights and implications for imaging. *Radiology* **267**：667-679, 2013

10) Kwon TG et al：The vasa vasorum in atherosclerosis：the vessel within the vascular wall. *J Am Coll Cardiol* **65**：2478-

2480, 2015

11) Finn AV *et al*：Coronary plaque neovascularization and hemorrhage：a potential target for plaque stabilization? *JACC Cardiovasc Imaging* **3**：41-44, 2010

12) Maiellaro K *et al*：The role of the adventitia in vascular inflammation. *Cardiovasc Res* **75**：640-648, 2007

13) Ritman EL *et al*：The dynamic vasa vasorum. *Cardiovasc Res* **75**：649-658, 2007

14) Dunmore BJ *et al*：Carotid plaque instability and ischemic symptoms are linked to immaturity of microvessels within plaques. *J Vasc Surg* **45**：155-159, 2007

15) Sluimer JC *et al*：Thin-walled microvessels in human coronary atherosclerotic plaques show incomplete endothelial junctions relevance of compromised structural integrity for intra-plaque microvascular leakage. *J Am Coll Cardiol* **53**：1517-1527, 2009

16) Qiao Y *et al*：Carotid plaque neovascularization and hemorrhage detected by MR imaging are associated with recent cerebrovascular ischemic events. *AJNR Am J Neuroradiol* **33**：755-760, 2012

17) Chen XY *et al*：High signal on T1 sequence of magnetic resonance imaging confirmed to be intra-plaque hemorrhage by histology in middle cerebral artery. *Int J Stroke* **9**：E19, 2014

18) Kim JM *et al*：Middle cerebral artery plaque and prediction of the infarction pattern. *Arch Neurol* **69**：1470-1475, 2012

19) Yang WQ *et al*：Reproducibility of high-resolution MRI for the middle cerebral artery plaque at 3T. *Eur J Radiol* **83**：e49-e55, 2014

20) Xu WH *et al*：Middle cerebral artery intraplaque hemorrhage：prevalence and clinical relevance. *Ann Neurol* **71**：195-198, 2012

21) Meyers PM *et al*：Intravascular ultrasound of symptomatic intracranial stenosis demonstrates atherosclerotic plaque with intraplaque hemorrhage：a case report. *J Neuroimaging* **19**：266-270, 2009

22) Chen XY *et al*：Middle cerebral artery atherosclerosis：histological comparison between plaques associated with and not associated with infarct in a postmortem study. *Cerebrovasc* **25**：74-80, 2008

23) Mossy JP *et al*：Cerebral infarcts and the lesions of intracranial and extracranial atherosclerosis. *Arch Neurol* **12**：124-128, 1966

24) Yang WJ *et al*：Postmortem study of validation of low signal on fat-suppressed T1-weighted magnetic resonance imaging as marker of lipid core in middle cerebral artery atherosclerosis. *Stroke* **47**：2299-2304, 2016

25) Vakil P *et al*：T1 Gadolinium enhancement of intracranial atherosclerotic plaque associated with symptomatic ischemic presentations. *AJNR Am J Neuroradiol* **34**：2252-2258, 2013

26) Ryu CW *et al*：Gadolinium enhancement of atherosclerotic plaque in the middle cerebral artery：relation to symptoms and degree of stenosis. *AJNR Am J Neuroradiol* **35**：2306-2310, 2014

27) Million A *et al*：Clinical and histological significance of gadolinium enhancement in carotid atherosclerotic plaque. *Stroke* **43**：3023-3028, 2012

28) Skarpathiorakis M *et al*：Intracranial atherosclerotic plaque enhancement in patients with ischemic stroke. *AJNR Am J Neuroradiol* **34**：299-304, 2013

29) Atkinson JL *et al*：Intracranial cerebrovascular vasa vasorum associated with atherosclerosis and large thick-walled aneurysms. *Surg Neurol* **36**：365-369, 1991

30) Chung JW *et al*：Branch atheromatous plaque：A major cause of lacunar infarction（high-resolution MRI study）. *Cerebrovasc Dis Extra* **2**：36-44, 2012

31) Xu WH *et al*：Plaque distribution of stenotic middle cerebral artery and its clinical relevance. *Stroke* **42**：2957-2959, 2011

32) Umansky F *et al*：The perforating branches of the middle cerebral artery. *A microanatomical study. J Neurosurg* **62**：261-268, 1985

33) Pfefferkorn T *et al*：Vessel wall inflammation in spontaneous cervical artery dissection：a prospective, observational positron emission tomography, computed tomography, and magnetic resonance imaging study. *Stroke* **42**：1563-1568, 2011

34) Sakurai K *et al*：Evaluation of luminal and vessel wall abnormalities in subacute and other stages of intracranial vertebrobasilar artery dissections using the volume isotropic turbo-spin-echo acquisition（VISTA）sequence：a preliminary study. *J Neuroradiol* **40**：19-28, 2013

35) Ryoo S *et al*：High-resolution magnetic resonance wall imaging findings of Moyamoya disease. *Stroke* **45**：2457-2460, 2014

36) Yuan M *et al*：High-resolution MR imaging of the arterial wall in moyamoya disease. *Neurosci Lett* **584**：77-82, 2015

37) Kim YJ *et al*：High resolution MRI difference between moyamoya disease and intracranial atherosclerosis. *Eur J Neurol* **20**：1311- 1318, 2013

38) Wang M *et al*：the contrast enhancement of intracranial arterial wall on high-resolution MRI and its clinical relevance in patients with Moyamoya vasculopathy. *Sci Rep* **9**：7, 2017

39) Obusez EC *et al*：High-resolution MRI vessel wall imaging：spatial and temporal patterns of reversible cerebral vasoconstriction syndrome and central nervous system vasculitis. *AJNR Am J Neuroradiol* **35**：1527-1532, 2014

40) Kuker W *et al*：Vessel wall contrast enhancement：a diagnostic sign of cerebral vasculitis. *Cerebrovasc Dis* **26**：23-29, 2008

41) Saam T *et al*：High-resolution black-blood contrast-enhanced

脳卒中専門医のための画像診断

T1 weighted images for the diagnosis and follow-up of intra-cranial arteritis. *Br J Radiol* **83**：e182-e184, 2010

ごみょう・みほ

五明美穂　杏林大学医学部放射線医学教室　助教
　　　　　埼玉医科大学総合医療センター放射線科　非常勤講師

2003 年，杏林大学医学部卒，放射線医学教室医員．2008 年，東京逓信病院　放射線科　医員．2010 年，杏林大学医学部放射線医学教室　助教．2015 年，博士号取得．2017 年，埼玉医科大学総合医療センター放射線科　非常勤講師．
専門は，放射線学（とくに神経放射線診断学）．
研究テーマは，脳神経領域の画像診断（血管壁 imaging を用いた血管内評価，脳腫瘍鑑別における造影および非造影灌流画像の有用性，脳腫瘍鑑別における DCE perfusion の有用性，非造影 MRDSA の臨床応用など）．
趣味は，トレッキング．好きな作家は，村上春樹．昔は特許をとって一攫千金が夢でしたが，今は，おばあちゃんになっても元気にトレッキングをするのが夢です．

# 連載 血管内治療・デバイス総覧

第❼回

# Mo. Ma Ultra

江頭裕介

EGASHIRA Yusuke

岐阜大学大学院医学系研究科　脳神経外科学分野

頸動脈ステント留置術（CAS）において，flow reversal 併用下の proximal protection 法は理論的に最もすぐれた遠位塞栓防止法である．Mo. Ma Ultra はシステムの信頼性，安定性やコスト面などの利点を有し，本法での CAS をおこなう際に有用なデバイスである．本稿では本デバイスの特性と使用方法，使用における tips について概説する．

**キーワード**　頸動脈狭窄症，頸動脈ステント留置術，遠位塞栓症，ハイリスクプラーク，Proximal protection 法

## はじめに

頸動脈ステント留置術（carotid artery stenting：CAS）において，術中遠位塞栓症の発生頻度は血栓内膜剥離術と比較し高率であり，遠位塞栓症の低減は CAS の成績維持のための最重要課題といえる．遠位塞栓症防止のため種々の embolic protection devices（EPDs）が使用されているが，flow reversal を併用した proximal protection 法（Parodi 法）は理論的に，また臨床的エビデンスからも最もすぐれた方法である．Mo. Ma Ultra（以下 MoMa：メドトロニック社）は本法を確実におこなうために有用なデバイスであり，われわれは現在 CAS の際に当デバイスを用いた Parodi 法を第一選択としている．本デバイスの特性，使用法と使用時の tips やトラブルシューティングについて概説する．

## 1. MoMa の特徴

MoMa は，外頸動脈（ECA）閉塞用バルーンと総頸動脈（CCA）閉塞用バルーンつきの 9 Fr ガイディングカテーテルが一体化した構造となっており（**図❶**），両バルーンで CCA，ECA を閉塞させ内頸動脈の順行性血流を遮断することで proximal protection をおこなうデバイスである．さらに静脈側に留置したシースと連結し，動静脈間の圧格差を利用し内頸動脈の血流を逆流させることで，Parodi 法を併用できる．誘導，留置は他の EPDs を用いる場合と比較しやや煩雑なことが欠点である反面，留置後の使用手順は簡便でありシステムの安定性が良好であること，従来複数のデバイスを必要としコストが高額になっていた proximal protection 法（あるいは Parodi 法）を安価におこなえることといった利点を有する．

## 2. MoMa のエビデンス

本デバイスとわが国でも頻用されている filter タイプの EPD とを比較したランダム化比較試験が報告されており，ほぼ一貫して本デバイスが術中遠位塞栓症の低減に有利であることが示されている（**表❶**）[1]〜[3]．PROFI Study[2] では，対象例を無作為に MoMa 群と filter 型 EPD 群の 2 群に振り分け，CAS 後の MRI 拡散強調画像での新規高信号域出現を一次エンドポイント，高信号域の体積を二次エンドポイントとして両群間の比較がおこなわれた．その結果，新規高信号出現率（45.2% vs. 87.1%），高信号域の体積（0 cm$^3$ vs. 0.47 cm$^3$）とも有意に MoMa

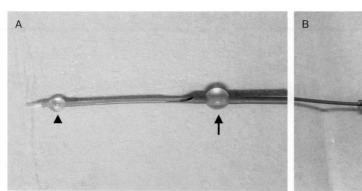
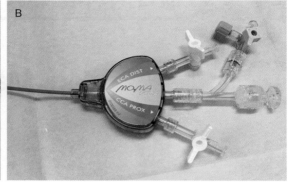

**図❶　Mo. Ma Ultra の概観**
A：外頸動脈（ECA）閉塞用バルーン（矢頭）と総頸動脈（CCA）閉塞用バルーン（矢印）．B：ワーキングチャンネルルアーと ECA，CCA 遮断用バルーンのインフレーションポートが一体化した手元側構造となっている．

**表❶　*MRI 拡散強調画像；†経頭蓋ドップラーでの microembolic signal**

| Study | Cano *et al*[1])<br>*JACC Cardiovasc Interv*, 2013 | | The PROFI[2])<br>*J Am Coll Cardiol*, 2012 | | Montorsi *et al*[3])<br>*J Am Coll Cardiol*, 2011 | |
|---|---|---|---|---|---|---|
| Study design | ランダム化比較試験 | | ランダム化比較試験 | | ランダム化比較試験 | |
| Protection 法とデバイス（症例数） | Proximal | Distal | Proximal | Distal | Proximal | Distal |
|  | MoMa<br>(n=30) | Angioguard<br>(n=30) | MoMa<br>(n=31) | Emboshield<br>(n=31) | MoMa<br>(n=26) | FilterWire EZ<br>(n=27) |
| 一次エンドポイント | 新規の DWI* 陽性病変 | | 新規の DWI 陽性病変 | | 手技中の MES† の数 | |
| 一次エンドポイント到達率（%） | 66.7 | 63.3 | 45.2 | 87.1 | MoMa 群で 81.7%の減少 | |
| 統計学的有意性 | p=0.787 | | p=0.001 | | p<0.0001 | |
| 二次エンドポイント | DWI 陽性病変の数 | | 新規病変の体積（cm³） | | 新規の DWI 陽性病変 | |
|  | 6 | 10 | 0 [0〜0.84] | 0.47 [0〜2.4] | 14% | 42.8% |
| 統計学的有意性 | p<0.001 | | p=0.0001 | | N. S. | |

群で少ないことが報告されている．また，Montorsi らの報告[3])によれば，不安定プラークを有する CAS 症例において，filter 型 EPD と比較し術中微小塞栓の有意な減少（81.7%減少）が示されており，とくに遠位塞栓症のハイリスク症例に対して本デバイスは有用であるといえる．

## 3. MoMa の使用法

1. 事前準備：本デバイスは 9 Fr シース対応であり，ロングイントロデューサーシースの使用が推奨されている．ワーキングチャンネルルアーに Y コネクターをつけ，デバイスのフラッシュ後に誘導用マンドレルを挿入する．誘導時にマンドレルが後方に押し出される現象が起こりうるため，Y コネクターの止血弁を固くロックする．ECA，CCA 遮断用バルーンのインフレーションポートに二方活栓をつけ，倍希釈の造影剤にてパージをおこなう．

2. デバイスの誘導：本デバイスは exchange method にて留置する．まず造影用カテーテルを ECA 本幹以遠に誘導し，exchange 用ワイヤー（ボストン・サイエンティフィック社製 Amplatz Super Stiff® 260 cm 0.035 インチが推奨されている）を ECA 本幹部の十分末梢に留置する．造影カテーテルを抜去し，exchange method にてロードマップ下，あるいは解剖学的指標を目標に本デバイスを誘導する．Exchange に際して MoMa を挿入する時には，必ず先端のチップチュー

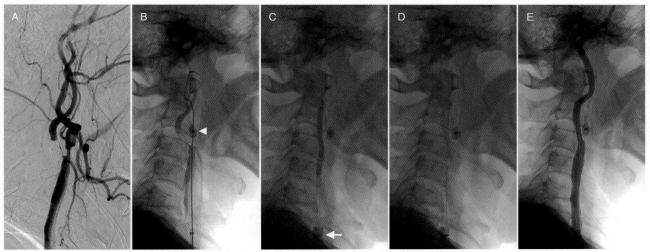

**図❷** Mo. Ma Ultra（MoMa）を使用した CAS の自験例（75 歳男性，症候性左内頸動脈狭窄症）
A：術前左総頸動脈造影にて内頸動脈起始部に NASCET 95％の狭窄を認める．B：MoMa を誘導後，外頸動脈側のバルーン（矢頭）をインフレートし，良好なポジショニングであることを確認．C：総頸動脈側のバルーン（矢印）をインフレート，静脈シースを介して Parodi 法とし 3.5 mm 径のバルーンにて前拡張を施行．D：ステントを留置．
E：術後血管造影にて良好な拡張が確認された．

ブおよびマンドレル内にガイドワイヤーを通す．
3. デバイスの固定と CAS：目的位置までデバイスが挿入できたら，ECA のバルーンをインフレートする．この際付属の T セーフティコネクタを使用することでバルーンに過大な圧がかかるのを防ぐことができる．ワイヤーは残したままマンドレルのみを抜去し内腔を洗浄後，造影をおこない適切な位置で ECA が遮断されていることを確認する．ECA の遮断位置が適切であればワイヤーを抜去し，コントロール撮影をおこない手技を開始する．CAS 手技終了まで ECA 側のバルーンはインフレートさせたままとなる．手技のステップに応じて CCA 側のバルーンをインフレートさせることで簡単に proximal protection 法をおこなうことができる．大腿静脈に留置したシースを介して flow reversal とし，Parodi 法をおこなうことも容易である．バルーンのインフレートは倍希釈造影剤にておこなうが，インフレート/デフレートが迅速であるのも本デバイスの特徴である．MoMa の実際の使用例を図❷に示す．

## 4. MoMa 使用における tips とトラブルシューティング

シンプルな構造のデバイスであり，われわれはこれまでにデバイスに直接関連した重大なトラブルは経験していない．頻度は低いながら，予想されるトラブルとして以下のような状況があげられる．

1. デバイスの誘導困難：exchange method にて留置するデバイスである．このため，大動脈弓や近位総頸動脈の蛇行が強い症例では exchange 用ワイヤー誘導時のカテーテル滑落や本デバイス誘導時のワイヤー脱落が生じうる．6 Fr カウントダウンカテーテル（Stiff ガイドワイヤーを通す際の安定性がよくなる）と AMPLATZ 型エクストラスティッフガイドワイヤー（Cook 社）0.035 インチ 300 cm（Cook 社：ワイヤー誘導時にカテーテルに与える負荷が少なく，かつ MoMa 誘導時のサポート力が十分である）の併用が前述の解剖学的特徴への対応範囲が広いバランスのよい組み合わせであると考えている．動脈硬化の強い高齢者に対する治療機会が多いわが国では，本デバイスを使用する際には誘導路の評価が必須であり，明らかに誘導困難が予想できる症例（type 3 aortic arch や bovine arch を有する，など）では本デバイスの使用は避けるべきである．

2. バルーンのデフレート不良：手技終了時の ECA 側のバルーンのデフレート不良に遭遇することがまれながらある．誘導経路の蛇行によりデバイスの屈曲が強くなっている際に，バルーンインフレーション

ルーメンが狭小化することで起こりうる．デバイスを引きながら屈曲を軽減し，再度デフレートを試みることで通常容易に対処可能である．

3. ステントデリバリーシステムの抜去困難：ステント留置後のデリバリーシステムの回収に難渋した2例が報告されている[4]．ステントの先端マーカーがMoMaの出口ポートに引っかかることで発生し，ステント留置後のシステムをリシースすることで対処可能であることが示されている．

## おわりに

術前のプラーク性状評価にもとづいて個々の治療方法を選択する"tailored CAS"が広く普及しつつあり，治療成績の向上に寄与している．とくに不安定プラークの存在が推定される病変に対して，proximal protection法によるCASを選択する際に，MoMaはシステムの信頼性と安定性，そしてコストの面から有利なデバイスである．

## 文 献

1) Cano MN *et al*：Randomized comparison of distal and proximal cerebral protection during carotid artery stenting. *JACC Cardiovasc Interv* **6**：1203-1209, 2013

2) Bijuklic K *et al*：The PROFI study（Prevention of Cerebral Embolization by Proximal Balloon Occlusion Compared to Filter Protection During Carotid Artery Stenting）：a prospective randomized trial. *J Am Coll Cardiol* **59**：1383-1389, 2012

3) Montorsi P *et al*：Microembolization during carotid artery stenting in patients with high-risk, lipid-rich plaque. A randomized trial of proximal versus distal cerebral protection. *J Am Coll Cardiol* **58**：1656-1663, 2011

4) 足立秀光ら：Mo. Ma Ultra 使用時にステントデリバリーシステムの回収に苦慮した2例. *JNET* **7**：338-344, 2013

### えがしら・ゆうすけ

江頭裕介　岐阜大学大学院医学系研究科脳神経外科学分野
併任講師

2002 年，岐阜大学医学部卒業，同大学脳神経外科教室入局.
2005 年，国立循環器病研究センター脳神経外科レジデント，
2009 年，岐阜大学大学院入学，2013 年，同卒業．同年米国ミシガン大学脳神経外科留学．2015 年より現職.
専門は，脳血管障害に対する外科治療，血管内治療.

## Social Anxiety Disorder

# 社交不安症 UPDATE
### ●エスシタロプラムによるアプローチを中心に●

## ～最新の視点からSADの診断と治療に関する知識をUPDATE！～

DSM-5の改訂，ベンゾジアゼピン系薬剤の用い方をめぐる問題など社交不安症（SAD）の臨床を取りまく環境は変化している．わが国で新しく適応を得た薬物療法を含め，最新の視点からSADの診断と治療をエキスパートが解説．医師をはじめ精神科臨床に携わるスタッフ必読の一冊．

**編集　小山　司**
北海道大学名誉教授／
大谷地病院臨床研究センター長

定価：（本体3,000＋税）
製本：並製
判型／頁数：A5判／184頁
ISBN：978-4-86550-251-0

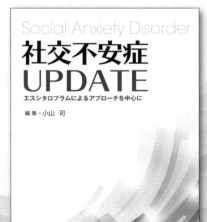

### CONTENTS

**Part.1　社交不安症の概念と病態的特徴**
1. 社交不安症の概念および定義―対人恐怖との相互関係―
2. 社交不安症の原因と症状
3. 社交不安症の有病率―罹患年齢などの疫学から―

**Part.2　社交不安症の診断と評価尺度**
1. 社交不安症の分類と鑑別診断
2. DSM-5およびICD-11における社交不安症の診断基準
3. 社交不安症の診断とLSAS・SATSによる臨床評価

**Part.3　社交不安症の治療ストラテジーとその評価**
1. 社交不安症の治療アルゴリズム―治療の選択基準と手順―
2. 社交不安症の臨床評価と心理教育
3. 社交不安症における薬物療法
4. 社交不安症に対する認知行動療法
5. 社交不安症の回復を目指した治療の組み立て方とその評価

**Part.4　社交不安症とComorbidity**
1. 気分障害と全般性の社交不安障害（社交不安症）
2. 他の不安症と社交不安症
3. その他の疾患と社交不安症

**Part.5　社交不安症とエスシタロプラム**
1. 社交不安症に対する国内臨床試験
2. EBMからみたエスシタロプラムの有用性
3. うつ病に併存する社交不安症へのエスシタロプラムの臨床応用

株式会社　**先端医学社**

〒103-0007 東京都中央区日本橋浜町2-17-8 浜町平和ビル
TEL 03-3667-5656（代）／FAX 03-3667-5657
http://www.sentan.com

海外論文紹介 ⑪⑬

# Top Journal Up To Date

## Ischemic core における神経細胞と
## 血管内皮細胞の長期生存と再生

福島雄大
FUKUSHIMA Yuta
東京大学医学部　脳神経外科

Jiang MQ *et al*：Long-term survival and regeneration of neuronal and vasculature cells inside the core region after ischemic stroke in adult mice. *Brain Pathol* **27**：480-498, 2017

### 目的

　脳虚血における梗塞域には"ischemic core"と"penumbra"とが存在する．Ischemic core では神経細胞・グリア細胞・血管組織・神経線維が一様にネクローシスに陥る，とされてきた．脳虚血に対する数多くの研究があるが，その多くがpenumbraを救済することを目的としており，ischemic core を対象とした研究はきわめて少ない．そこでマウス脳虚血モデルを用いて，ischemic core における細胞運命と，内在性再生ニッチについて解析した．

### 方法

　C57BL マウスを用いて2種類の脳虚血モデルを作成した．局所皮質虚血モデルは，感覚運動野を灌流する右中大脳動脈末梢枝（dMCA）を永久閉塞したうえで，両側総頸動脈（CCA）を10分間遮断することで作成した．また，より重度の脳虚血モデルとして，あらかじめ採取した血液を内腔で凝固させた PE-10 チューブを CCA から内頸動脈内へ誘導し，血栓により閉塞する塞栓性閉塞モデルも併用した．

### 結果

　局所皮質虚血モデルにおいて，局所脳血流（LCBF）は，dMCA 永久閉塞および両側 CCA 一時遮断により 11.5±1.8％まで低下し，CCA 遮断解除により 44.0±1.0％まで回復した．また，虚血 14 日後の LCBF は 60.0±5.5％であった．TTC 染色上，片側大脳半球体積のおよそ 10％が梗塞に陥った．梗塞巣の中心を ischemic core（図❶A＊）

とし，境界から 500μm 内側を penumbra と定義した．

　虚血 7 日後の時点で，ischemic core の神経細胞の 90％以上が TUNEL 陽性の細胞死に陥った．5％ほどは TUNEL 陰性であった．これらの細胞のうち，ファゴサイトーシスによる細胞死の経過中にあると考えられる（Iba-1 陽性マクロファージ/ミクログリアに囲まれる）細胞も認めたものの，一部の細胞は Iba-1 陽性細胞と接しておらず，生存細胞であることが示唆された（図❶A 矢印）．この所見は塞栓性閉塞モデルでも確認された．

　以後の実験は局所皮質虚血モデルのみを用いた．Ischemic core における細胞死のメカニズムを調べるために，アポトーシスマーカーの caspase-3 を western blotting により定量すると，虚血 1 日後において有意な上昇を認めた．また，免疫染色によりオートファジーマーカーの beclin-1 の発現も認められ，オートファジーが寄与していることも示唆された．

　血管内皮細胞マーカーの Glut-1 による免疫染色では，虚血後 7 日程をかけてその発現は一旦減少するものの，興味深いことに 14 日後には再上昇した（図❶C）．

　電子顕微鏡上，虚血 7 日後において，観察野すべてで生存細胞が認められ，そのいくつかは損傷のない細胞膜と細胞内小器官を有する神経細胞であり（図❶B＊），一部にはシナプス接合も確認された．興味深いことに髄鞘形成した軸索や，血管内皮細胞とアストロサイト/ペリサイトで構成される neurovascular unit も認められた．

　Western blotting により，BDNF は虚血 3 日後に，VEGF は 7 日後にそれぞれ有意な上昇を認めた．そこで BrdU

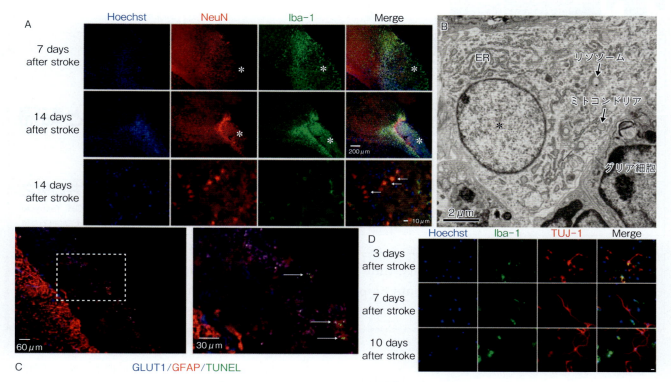

図❶ Ischemic core における生存神経細胞と再生
(Jiang MQ et al, Brain Pathol **27**：480-498, 2017 より引用)

腹腔内投与により再生能を評価すると，虚血7日後の切片上，BrdU/NeuN 共陽性かつ TUNEL 陰性細胞を ischemic core に認めた．また，BrdU/Glut-1 共陽性の血管内皮細胞も認められた．

虚血7日後の ischemic core から細胞を単離すると，Tuj-1 陽性の幼弱な神経細胞が培養3日目には出現し，10日目にかけて増加した（図❶D）．なお，対側非虚血半球から同様に採取した神経細胞は，培養7～10日目にはほぼすべてが細胞死に陥った．この所見は ischemic core に，神経再生ニッチが存在することを示すといえる．

治療実験として，低体温誘発薬であるニューロテンシン受容体1作動薬 HPI-201 を虚血後60分から投与したところ，梗塞巣が縮小し，ischemic core でも神経細胞および血管内皮細胞の有意な生存を認めた．

### 考察

虚血7日後において神経細胞，血管内皮細胞が ischemic core で生存していることが示された．また，虚血14日後には広範囲で神経血管網が再生されている所見も認めた．一方，この構造が正常に機能し，組織修復に貢献するかは，検討する必要がある．

虚血14日後において ischemic core の LCBF がある程度保たれていたことから，幹細胞移植治療をおこなう際の，血流・栄養因子による細胞維持が可能な微小環境が保たれている可能性が示唆された．

Ischemic core における細胞死のメカニズムが一様なネクローシスではなく，さまざまなメカニズムが混在していることを示したのは当研究が最初である．

### コメント

これまで penumbra にくらべ，関心が低かった ischemic core を複数の観点から解析しており，意義深い研究である．そもそも t-PA・血管内治療デバイスの治療適応となる超急性期を過ぎたヒト臨床において，果たして neuroprotection 可能な細胞がどれほど残存しているのかはかねてより議論がある[1]．もし当研究が示す通り，ischemic core において細胞が生存しうる微小環境が維持されているとするならば，今後臨床応用が加速していく移植治療においても，移植箇所を詳細に検証する必要性は高いだろう．

最後に，ischemic core において生存する細胞と，しない細胞を決定するのは，細胞自身の差異か，周囲の微小環境か，残存血流の差か，当研究では触れられておらず，今後の研究対象となりうるだろう．

### 文献

1) 浅野孝雄：虚血性脳損傷発生機序．脳虚血の病態学，中外医学書，東京，2003, pp.220-291

## 海外論文紹介 ⑭

# Top Journal Up To Date

# 抗血小板薬の長期内服患者における年齢別の出血リスクと転帰

作田健一，井口保之
SAKUTA Kenichi, IGUCHI Yasuyuki
東京慈恵会医科大学神経内科

Li L *et al*：Age-specific risks, severity, time course, and outcome of bleeding on long-term anti-platelet treatment after vascular events：a population-based cohort study. *Lancet* **390**：490-499, 2017

## 目的

　虚血性血管疾患発症後は生涯にわたる抗血小板療法が推奨されている．この根拠となる臨床試験の多くは75歳以下を対象としている．上部消化管出血は抗血小板薬の重篤な合併症として知られているが，アスピリンに関連した臨床試験ではその致死率は低く，一般的には長期機能障害を生ずるとは考えられていない．したがってプロトンポンプ阻害薬（PPI）の併用により上部消化管出血のリスクは70〜90％低減するもののその併用率は低く，ガイドラインでは明確な推奨の記載はない．本研究では虚血性血管疾患二次予防を目的に抗血小板薬を内服している全年齢層の患者を対象とし，出血性合併症のリスク，重症度，時間経過，転帰を評価した．

## 方法

　本研究は，英国オックスフォードシャー州の9施設でおこなわれた地域住民をベースとした患者の前向きコホート研究である Oxford Vascular Study に2002〜2012年のあいだに登録された患者の中で，初回の一過性脳虚血発作（TIA），脳梗塞，心筋梗塞を発症し抗血小板療法を実施した症例を対象とした．

　TIA と脳梗塞患者は，長期的な抗血小板療法としてアスピリン（75 mg/日）とジピリダモール（200 mg 1日2回）の併用を標準治療とした．発症48時間以内や脳梗塞再発リスクが高い場合（ABCD$_2$スコア≧4など）は，急性期治療としてアスピリンとクロピドグレル（75 mg/日）

を30日間投与した．心筋梗塞患者の標準治療は，発症後6〜12ヵ月間はアスピリンとクロピドグレル併用とし，その後アスピリン単剤とした．PPI を含めた胃薬は約束処方としなかった．出血性合併症は，CURE（Clopidogrel in Unstable Angina to Prevent Recurrent Events）出血基準にもとづき大出血・生命を脅かす出血・致死的に分類した．

　患者群は2013年まで追跡調査をおこなった．治療を要した出血の種類，重症度，転帰（機能障害または死亡），経過を調査項目とし，対面調査で10年間追跡（30日，6ヵ月，1年，5年，10年）した．さらに，先行研究の Kaplan-Meier を用いて，PPI を約束処方とした場合の上部消化管出血予防に要する治療必要数（NNT）を年齢別に評価した．

## 結果

　対象患者は3,166例（75歳未満；1,584例，75歳以上；1,582例，85歳以上；577例）で1,094例（35％）は心筋梗塞，2,072例（65％）は TIA/脳梗塞であった．773例（24％）で初回の虚血性血管疾患発症前から PPI を含めた胃薬が投与されていた．

　13,509人年の追跡期間中，治療を要する初発出血性合併症は405例（消化管出血218例うち上部消化管出血162例，頭蓋内出血45例，その他の出血142例）であった．そのうち CURE 出血基準で大出血であったのは187例であった．

　大出血のリスクは70歳以上では急激に高まり（**図❶**），

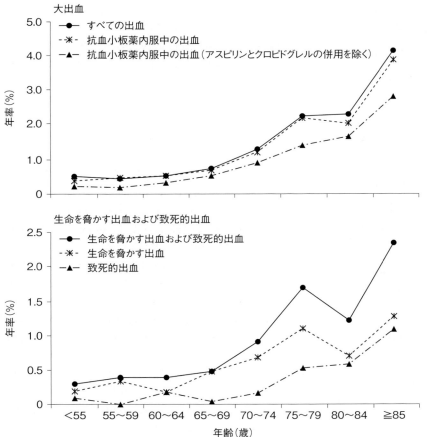

図❶ 年齢別の出血イベント発生率
（Li L et al, Lancet 390 : 490-499, 2017 より引用）

年間の大出血発生率は85歳以上では4.1%であった．75歳未満と75歳以上で比較すると，75歳以上の大出血リスクは3年後でハザード比2.73（95%信頼区間1.95～3.82），10年後でハザード比3.10（95%信頼区間2.27～4.24）と有意に高かった．致死的出血ではとくにこの傾向が顕著でハザード比5.53（95%信頼区間2.65～11.54）であった．上部消化管の大出血も同様に75歳以上で多く，この出血によって62%（45/73例）が後遺障害/死亡に至り，そのハザード比は10.26（95%信頼区間4.37～24.13），絶対リスクは9.15/1,000人年であった．

PPIとプラセボを比較したランダム化対照試験を用いたメタ解析で，抗血小板薬を内服している患者にPPIを併用すると上部消化管出血発症率は74%減少する．この既報告にもとづき，5年間PPIを約束処方とすることにより，後遺障害/致死的な上部消化管出血を1件予防するためのNNTは，65歳未満では338人，85歳以上では25人であった．

### 考察

アスピリンを基本とした抗血小板療法による虚血性血管疾患二次予防では，75歳以上の患者における長期の出血性合併症発症リスクは，若年者と比較し著明に高かった．とくに，後遺障害/致死的な上部消化管出血の発症リスクが非常に高かった．PPIを抗血小板療法時の約束処方に加えた場合には，上部消化管出血発症の予防に要するNNTはとくに高齢者で低い．虚血性血管疾患二次予防を実施する場合にPPIと抗血小板薬は併用すべきである．

### コメント

本試験では，①とくに高齢者において抗血小板薬の出血性合併症発症リスクが増加し，かつ重篤になりやすいこと，②初期治療時に虚血性血管疾患の再発リスクが高

※編集部注：本邦において，「低用量アスピリン投与時における胃潰瘍又は十二指腸潰瘍の再発抑制」で保険適用となっているPPIは，2017年12月現在，ランソプラゾール，ラベプラゾール，エソメプラゾール，ボノプラザン．

## Top Journal Up To Date

い症例においても長期的には出血性合併症発症に注意を要することを示している．本試験で注意すべき点は，上部消化管出血発症予防に対する胃薬の種類および投与量などの情報が不明な点である．本試験は，抗血小板療法中に発症する出血性合併症は高齢者に多いことを示したにすぎず，PPIの有効性と安全性は不明である．

アスピリンに関連して生じる消化性潰瘍の予防にPPIはプラセボにくらべてすぐれていた[1]．しかし，アスピリンに関連した消化性潰瘍に対しPPIとH2-blockerのどちらがすぐれるかに関しては不明である[2)3)]．重症患者におけるストレス性潰瘍予防においても，PPIを約束処方化とするための根拠となる論文は乏しい[4)5)]．PPIの過度な制酸作用に起因する合併症（肺炎，*Clostridium difficile* 関連腸炎），さらに認知症，慢性腎不全の悪化とPPIの関連も示唆されており，PPIの約束処方化には注意が必要である[6)~9)]．虚血性血管疾患二次予防に関連する胃薬の処方について，更なる検討が進むことを期待したい．

### ▌文　献▌

1) Mo C *et al*：Proton pump inhibitors in prevention of low-dose aspirin-associated upper gastrointestinal injuries. *World J Gastroenterol* **21**：5382-5392, 2015

2) Mo C *et al*：PPI versus Histamine H2 Receptor Antagonists for Prevention of Upper Gastrointestinal Injury Associated with Low-Dose Aspirin：Systematic Review and Meta-analysis. *PLoS One* **10**：e0131558, 2015

3) Chan FK *et al*：Similar Efficacy of Proton-Pump Inhibitors vs H2-Receptor Antagonists in Reducing Risk of Upper Gastrointestinal Bleeding or Ulcers in High-Risk Users of Low-Dose Aspirin. *Gastroenterology* **152**：105-110, 2017

4) Alquraini M *et al*：Sucralfate versus histamine 2 receptor antagonists for stress ulcer prophylaxis in adult critically ill patients：A meta-analysis and trial sequential analysis of randomized trials. *J Crit Care* **40**：21-30, 2017

5) MacLaren R *et al*：Allen RR. Histamine-2 receptor antagonists vs proton pump inhibitors on gastrointestinal tract hemorrhage and infectious complications in the intensive care unit. *JAMA Intern Med* **174**：564-574, 2014

6) Gomm W *et al*：Association of Proton Pump Inhibitors With Risk of Dementia：A Pharmacoepidemiological Claims Data Analysis. *JAMA neurology* **73**：410-416, 2016

7) Lazarus B *et al*：Proton Pump Inhibitor Use and the Risk of Chronic Kidney Disease. *JAMA Intern Med* **176**：238-246, 2016

8) Reimer C：Safety of long-term PPI therapy. *Best Pract Res Clin Gastroenterol* **27**：443-454, 2013

9) Tariq R *et al*：Association of Gastric Acid Suppression With Recurrent Clostridium difficile Infection：A Systematic Review and Meta-analysis. *JAMA Intern Med* **177**：784-791, 2017

## 連載 脳卒中専門医のためのリハビリテーション 第7回

# 脳卒中リハビリテーションに有用な脳画像診断

服部憲明
HATTORI Noriaki

大阪大学国際医工情報センター臨床神経医工学寄附研究部門

> 脳卒中診療において，脳画像情報は必須である．リハビリテーションでは，機能・能力障害を評価するが，同時に，保たれている機能や能力，発症前の身体機能なども把握しておく必要がある．脳画像についても，既存の脳卒中や脳萎縮，白質病変の有無などを確認し，障害を受けていない脳部位が代償的に活動しうるかを考える必要がある．脳画像は脳卒中後の運動機能の予後予測に役立つが，認知症やうつ病の発症リスクの評価に利用しようという研究なども精力的におこなわれている．

**Key word**：MRI（magnetic resonance imaging），CT（computed tomography），proportional motor recovery, post-stroke dementia, post-stroke depression

## はじめに

脳卒中診療において，鑑別診断や病型診断，病態評価のために CT や MRI，脳血管造影，CT・MR 血管造影などは必須である．脳卒中リハビリテーション（リハ）では，機能障害（impairment）と能力障害（disability）を評価するが，同時に，能力回復のためには，どういう機能や能力が障害されていないかにも注目する．そのためには，既存の脳卒中や認知症などの神経疾患，整形外科的疾患，内科的疾患を確認し，発症前の身体機能や日常生活動作（ADL）を十分に把握しておく必要がある．画像については，新規の脳卒中による病変以外の部位に，有症候性・無症候性脳卒中や脳萎縮，あるいは，白質病変〔MRI T2 強調像，fluid-attenuated inversion recovery（FLAIR）像での高信号域（white matter hyperintensity：WMH）〕，微小出血などの small vessel disease の有無などを確認し，障害を受けていない脳部位が代償的に活動し可塑的な変化をきたしうるかを考える必要がある．

## 1 予後予測について

リハの計画を立てるには，短期的，長期的な回復を予測する必要がある．これまでにも，脳画像を用いて，脳梗塞では Alberta Stroke Program Early Computed Tomography Score や梗塞巣の大きさ，出血性梗塞の合併，脳出血では血腫量が重症度に関連することが知られているが，より詳細な知見が蓄積されてきている．

**1. 運動機能**

初回一側病変の脳梗塞患者を対象とした研究によると，上肢機能の発症後 6 ヵ月での回復は，最大回復量の 70％前後におさまる傾向があるとされる[1]．この予測式は中等度よりも軽症ではよく当てはまるが，より重度な症例〔Fugl-Meyer assessment の上肢運動機能（FM）が 20 未満など〕では，うまく当てはまらないことが指摘されていた．これに対して，Byblow ら[2]は，病変側運動野を経頭蓋磁気刺激（transcranial magnetic stimulation：TMS）で刺激し，橈側手根伸筋より motor evoked potential（MEP）が検出できれば，より重度（上肢 FM が 15 以下

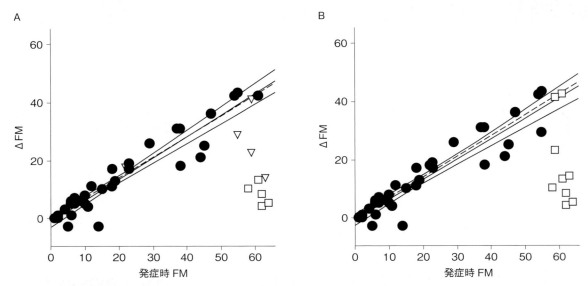

**図❶ 脳梗塞患者の上肢運動機能回復と皮質脊髄路の障害，発症時の重症度との関係**
（Byblow WD et al, 2017[2]）より改変引用）
A：●は麻痺側上肢で経頭蓋磁気刺激の motor evoked potential（MEP）が誘発できた患者．▽は MEP が誘発できないが，MRI 拡散テンソル画像の内包後脚の fractional anisotropy（FA）の asymmetry index が 0.15 未満の患者．□は MEP が誘発できず，FA の asymmetry index が 0.15 より大きい（病変側の FA がより低下している）患者．ΔFM：発症 26 週目と発症時の Fugl-Meyer assessment の上肢運動機能（FM：0〜66）の変化量．
B：●は発症時の FM＞10 の患者．□は発症時の FM が＜11 の患者．
A，B いずれも，破線は 70％ proportional recovery のルールで予想される ΔFM．実線は，●の患者のデータによる回帰直線と 95％信頼区間．

など）であっても，70％の回復が得られるが，MEP が見られなかった群では，内包後脚の MRI 拡散テンソル画像の fractional anisotropy（FA）の asymmetry index が 0.15 未満であれば，部分的な上肢機能の回復が見られたが，0.15 より大きいと上肢の機能改善は得られなかったと報告している（図❶）．また，Feng ら[3]も，より重度（FM10 以下）では，3 ヵ月後の FM は，MRI の形態画像で皮質脊髄路（corticospinal tract：CST）が病巣でどれくらい損傷を受けているかの評価のほうが，初期の FM のスコアよりもよく相関していたと報告している．これらから，運動機能の改善には，CST が一定以上保たれている必要があると推察される．実臨床では，中等度〜軽度の麻痺であれば，proportional motor recovery の予測式に従うと予想し，より重症例では，MRI や TMS による CST の評価が役立つと考えられる．なお，下肢の運動機能の回復に関しても，この予測式は当てはまるとされている[4]．また，頭蓋内出血患者や脳卒中の既往がある例についても，初期に MEP が観察される例では同様に予測式が当てはまり，MEP が検出できない例には当てはまらないが，病巣に含まれている CST 領域が少ないほど，回復するとされる[5]．さらに，初回脳梗塞患者を対象とした，発症時と 3 ヵ月後の Western Aphasia Battery を指標とした失語症の回復にも proportional recovery の予測式は当てはまるとされ[6]，異なる神経システムに共通の回復の機序が存在することを示唆している．

● **2．脳卒中後認知症**

上述の予後予測は機能障害についてであり，ADL などの能力の回復を予測しているものではない．リハではいかに能力が改善するかが重要であり，そのためには運動学習能力や意欲がキーとなる．脳卒中後の認知症やうつ病などの出現はこれらに大きくかかわってくるが，脳画像研究の知見が集まってきている．

脳卒中後認知症（post-stroke dementia）は，脳卒中罹患後，約 3 分の 1 にも見られるとされる．発症に関連するさまざまなバイオマーカーが検討されているが，脳画像に関しては，small vessel disease の病理学的な変化の検出にすぐれる MRI が重要である．とくに，WMH が，皮質の萎縮とともに脳卒中後認知症発症のリスクとして注目されている．例として，脳梗塞発症 1 年後の認知機

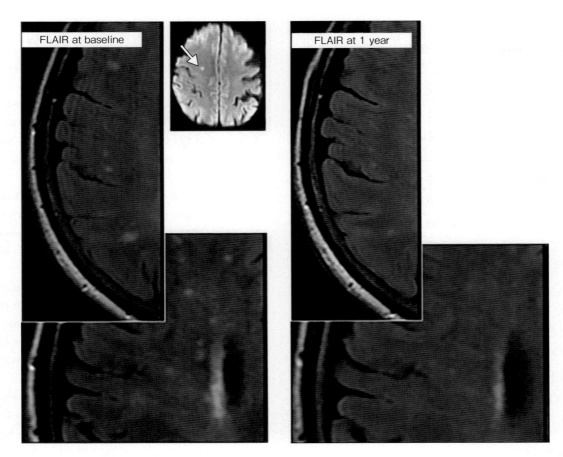

図❷ 可逆的な WMH の例
（Wardlaw *et al*, 2017[7]より改変引用）
発症時（左）と比較し，1 年後（右）の MRI FLAIR 像で WMH の領域が減少した minor stroke の例．挿入された拡散強調像の矢印は梗塞巣を示す．

能と WMH，ラクナ梗塞，微小出血や perivascular spaces の関連を検討した研究では，WMH と認知機能には負の相関が見られたが，他の要因を加えても予測精度は向上しなかったという[7]．なお，Warlaw ら[8]による，minor stroke の 1 年後に WMH の容積を検討した研究では，1 年後に WMH の容積が減少した群が存在し，WMH の容積が増加した群よりも，ベースラインの血圧が高値であり，1 年後により血圧が低下しており，脳血管系のイベントも少なかった．WMH のなかには，可逆的で予後が相対的に良好な病態があると考えられる（図❷）．

● 3．脳卒中後うつ病・アパシー

脳卒中後のうつ病（post-stroke depression）も脳卒中後の約 3 分の 1 に見られるとされている．病巣部位とうつ病のリスクの関連については，比較的新しいシステマティックレビューのメタ解析では，発症 1〜6 ヵ月後の亜急性期を対象とした研究のみにおいて，右半球病変とうつ病発症のリスクに有意な関連がみられた[9]．一方，より最近のシステマティックレビュー[10]によれば，発症 15 日〜6 ヵ月後の亜急性期のうつ病は前頭葉や基底核領域の脳卒中に多く見られたが，左右差はなかったとしている．対象とする患者群や発症からの時期の分け方で異なった結果となったと考えられ，現時点では病巣とうつ病発症の関連は明らかになっていない．なお，脳卒中後アパシー（post-stroke apathy）も同程度の頻度と考えられているが[11]，病巣との関連のメタ解析では，急性期には脳出血で，亜急性期には逆に脳梗塞で多く見られるという報告[10]があるが，対象となる研究が少なく，こちらも今後，異なる結果が出てくる可能性がある．

## 2 高次脳機能障害の病巣研究

症候の有無，あるいは，関心領域に病変を有するかどうかで患者を 2 群に分けて比較する従来の病巣研究の方

法論的な問題に対処するため，Bates ら[12]は，Voxel-based Lesion Symptom Mapping（VLSM）という手法を提案した．これは，病巣を描出し，ボクセル（画像の3次元最小単位）ごとに，病巣に含まれているか，いないかで，患者を2群に分ける．そして，臨床評価をこの2群で比較し，統計学的に検定をおこなうものである．VLSM は多くの高次脳機能障害において病巣と症状の関連を検討するのに用いられているが，ある領域が障害され症状が出現している場合に，隣接する領域も随伴して損傷される傾向があれば，両領域とも統計学的に有意な病変と出てくる可能性がある．脳卒中の病巣は脳内にランダムに生じるのではなく，動脈の支配領域と関連しているので，マッピングの結果の解釈には注意が必要である．また，脳内ネットワークの障害で症状をきたしうる場合，たとえば，3領域からなるネットワークがかかわっているとすると，3領域それぞれに，あるいは，それらを結合する白質線維に病巣を有する患者が混在していると，VLSM の検出感度は低くなる．

## おわりに

脳卒中リハには，リハ医，療法士，看護師，ソーシャルワーカーなど多職種がチームとしてかかわり，また，連携パスなどで，多施設での情報共有や連携が求められる．脳卒中専門医が脳画像を用いて病態や予後についての情報を発信することは，関連するスタッフ，患者や家族の疾患に対する理解に非常に役立つ．

脳画像研究の流れとしては，歴史的に VLSM に至る病巣解析が，疾患と臨床症状の関連の解析の主流であったが，近年は，特定の領域と高次脳機能障害やうつ病などとの関係よりも，関連する脳内ネットワークの障害として評価することに関心が集まっている．具体的には，MRI の拡散テンソル画像や安静時機能的 MRI，脳波，脳磁図ネットワーク解析などの手法が用いられているが，特殊な撮像や解析が必要であり，実臨床で簡単に利用できる段階には至っていない．また，7テスラ MRI による高空間分解能画像では皮質内の microinfarction なども描出できるようになっており，脳血管障害の病態生理の解明への活用が期待される．

## 文 献

1) Prabhakaran S *et al*：Inter-individual variability in the capacity for motor recovery after ischemic stroke. *Neurorehabil. Neural Repair* **22**：64-71, 2008
2) Byblow WD *et al*：Proportional recovery after stroke depends on corticomotor integrity. *Ann Neurol* **78**：848-859, 2015
3) Feng W *et al*：Corticospinal tract lesion load：An imaging biomarker for stroke motor outcomes. *Ann Neurol* **78**：860-870, 2015
4) Smith MC *et al*：Proportional Recovery From Lower Limb Motor Impairment After Stroke. *Stroke* **48**：1400-1403, 2017
5) Stinear CM Predicting Recovery Potential for Individual Stroke Patients Increases Rehabilitation Efficiency. *Stroke* **48**：1011-1019, 2017
6) Lazar RM *et al*：Improvement in aphasia scores after stroke is well predicted by initial severity. *Stroke* **41**,：1485-1488, 2010
7) Molad J *et al*：Only White Matter Hyperintensities Predicts Post-Stroke Cognitive Performances Among Cerebral Small Vessel Disease Markers：Results from the TABASCO Study. *J Alzheimer's Dis* **56**：1293-1299, 2017
8) Wardlaw JM *et al*：White matter hyperintensity reduction and outcomes after minor stroke. *Neurology* **89**：1003-1010, 2017
9) Wei N *et al*：Post-stroke depression and lesion location：a systematic review. *J Neurol* **262**：81-90, 2015
10) Douven E *et al*：Imaging Markers of Post-Stroke Depression and Apathy：a Systematic Review and Meta-Analysis. *Neuropsychol Rev* **27**：202-219, 2017
11) Caeiro L *et al*：Apathy secondary to stroke：a systematic review and meta-analysis. *Cerebrovasc Dis* **35**：23-39, 2013
12) Bates E *et al*：Voxel-based lesion-symptom mapping. *Nat Neurosci* **6**：448-450, 2003

### はっとり・のりあき

服部憲明　大阪大学国際医工情報センター臨床神経医工学寄附研究部門　准教授
1993年3月，大阪大学医学部医学科卒業．2002年3月，大阪大学大学院医学系研究科神経内科学博士課程卒業．2003年3月～2007年2月，米国 National Institutes of Health, National Institute of Neurological Disorders and Stroke, Human Motor Control Section（部長: Dr. Mark Hallett）研究留学テーマ：神経疾患の神経画像研究．2007年3月～2017年3月，大道会　森之宮病院神経リハビリテーション研究部（24年3月～部長）．2008年10月～2011年3月，科学技術振興機構さきがけ「脳情報の解読と制御（研究総括：川人光男先生）」領域研究員研究課題「脳卒中の機能回復の機序の解明と BMI 導入への基礎的応用」．2017年4月～　大阪大学国際医工情報センター臨床神経医工学寄附研究部門寄附研究部門准教授，大阪大学大学院医学系研究科神経内科学．専門は，臨床神経学．研究テーマは，神経画像．

## 連載 第20回 忘れられないあの一例

# 内頸動脈解離の一例

中西泰之，山城貴之，後藤聖司，矢坂正弘，岡田　靖

NAKANISHI Yasuyuki，YAMASHIRO Takayuki，GOTOH Seiji，YASAKA Masahiro，OKADA Yasushi

国立病院機構　九州医療センター　脳血管・神経内科

Key Words／頭蓋外内頸動脈，脳梗塞，脳動脈解離

左後頸部の痛みを自覚して2週間後に，言語障害と右上下肢脱力を発症し救急搬送された．失語と右片麻痺を認め，頭部磁気共鳴画像（MRI）で左前頭葉に急性期脳梗塞巣を，磁気共鳴血管画像（MRA）で左内頸動脈（ICA）の描出欠損を認め，同部位はMRI脂肪抑制T1強調像で壁在血栓を示唆する高信号を認めた．脳血管造影検査で左ICAにstring signを伴う高度狭窄を認め，頭蓋外内頸動脈解離（ICAD）に伴う急性脳梗塞と診断した．ICADの頻度は日本人では低いが，若年者脳梗塞では原因として鑑別にあげるべき重要な病態である．

## はじめに

頭蓋外内頸動脈解離（internal carotid artery dissection：ICAD）を含む脳動脈解離は，頸部の運動や外力など，何らかの原因で動脈に亀裂が入り，内膜と中膜のあいだに血液が流入する病態である．内腔側に膨隆すれば，動脈が狭窄し虚血性脳卒中（脳梗塞や一過性脳虚血発作）の，また海綿静脈洞以遠で外膜側に膨隆すれば動脈瘤を形成し，くも膜下出血の原因となりうる．脳卒中発症と同時または先行して頭痛，頸部痛を高率に伴うことが特徴である．近年の画像診断の進歩により無症候性または頭痛のみで見つかることも少なくない．急性期虚血性脳卒中の原因としては1.2％とまれであるが[1]，動脈硬化の危険因子や心疾患をもたない若年者の脳卒中で

は重要な原因の一つである．ここでは，椅子で昼寝の際に頸部を過伸展したことと関連したと思われる左ICADにより脳梗塞を発症した一例を示す．

## 症例

40歳代男性．

主訴：言葉が出にくい．右手足の脱力．

既往歴：6年前に交通事故による頭部外傷で左側頭骨骨折，急性硬膜外血腫（保存的治療）．

生活歴：喫煙なし．飲酒　ビール1,000 ml＋ウィスキー1杯/日．

現病歴：X-14日頃から左頸部の痛みを自覚していた．X-1日午前6時に起床したときは問題なかったが，午前8時にコンビニエンスストアで買い物する際に言葉が出にくく注文がうまくできなかった．その後，言葉の出にくさは徐々に悪化し，右上下肢の脱力も自覚するようになった．歩行は可能であり様子を見ていたが，症状が改善しないため，X日に近医を受診後，当院へ救急搬送された．

現症：血圧154/101 mmHg，脈拍87/min・整，体温36.9℃，頸部血管雑音を聴取しない．

神経所見：意識清明．軽度の運動性失語，右顔面麻痺，MMT 4/5の右不全片麻痺を認める．NIHSSスコア4点．

頭部MRI：拡散強調画像で左前頭葉に急性期梗塞巣を認める（**図❶**）．頭部磁気共鳴血管画像（magnetic resonance angiography：MRA）で左内頸動脈（internal carotid

## 忘れられないあの一例

artery：ICA）は壁内血腫の高信号部以遠は非常に狭小で，断続的に描出されるのみ．左中大脳動脈は全体的に描出不良（図❷）．脂肪抑制T1強調像で頸部左ICAの遠位側に壁内血腫を示唆する高信号を認める（図❸）．

脳血管造影検査：頸部左ICAのC1～C2の高さでstring signを認め，遠位部の描出遅延を認めるが順行性に血流を認める（図❹）．また左中大脳動脈は主に前交通動脈を介した対側からの側副血行路により灌流されていた．

### 経過

運動性失語と顔面を含む右片麻痺を認め，頭部磁気共鳴画像（magnetic resonance imaging：MRI）で左前頭葉に急性期脳梗塞巣を認めた．脳血管造影で左ICAのC1～C2の高さでstring sing，MRI脂肪抑制T1強調像で壁内血腫を示唆する高信号を認めること，若年者でリスク因子に乏しいことから頸部ICADによる脳梗塞と診断した．解離は頭蓋外に限局しており，ヘパリン持続静注療法，エダラボン点滴で治療を開始した．第2病日に運動性失語の増悪を認め，頭部MRIで前頭頭頂葉に梗塞巣の増加を認めた．輸液負荷，低分子デキストランの投与を追加し，その後は症状増悪や脳梗塞巣の増加，解離の進展はなく，第7病日のMRAでは左ICAの描出の改善を認めた（図❷）．血圧は降圧薬なしで自然に低下し，収縮期140 mmHg未満で経過した．リハビリにより神経症状は軽減したが，軽度の運動性失語，わずかな失算，失書，右口角下垂，右上下肢の麻痺が残存した．抗血栓療法をワルファリン内服に切り替えた後，第28病日に回復期リハビリテーション病院へ転院された．

### 考察

脳動脈解離の好発部位は，欧米では内頸動脈系が多いのに対して，わが国では椎骨脳底動脈系が多く，Tsukaharaらの報告では頭蓋内椎骨動脈が63％を占め，頭蓋外ICAの頻度は2.4％に過ぎないとしている[2]．当院の単一施設のデータでは，2007年4月から2016年12月までに

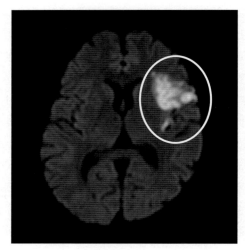

**図❶　MRI 拡散強調像**
左前頭葉に急性期脳梗塞巣を認める（丸印）．

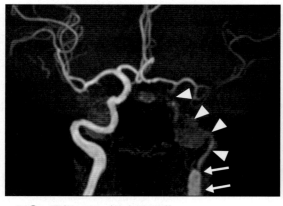 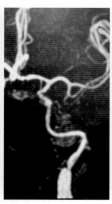 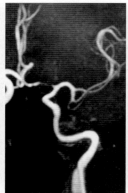 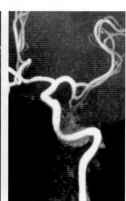

**図❷　頭部MRA（前方循環系）**
左からそれぞれ脳梗塞発症時，6日後，15日後，3ヵ月後．発症時に左内頸動脈に拡張（矢印）と狭窄病変（矢頭）を認める．経時的に同病変の改善を認める．

急性期脳梗塞で入院した患者のうち脳動脈解離が原因と考えられた症例は 58 例で，全脳卒中の 1.5％，そのうち虚血性脳卒中では 4.9％，さらに 50 歳未満の若年者に限定すると 12.0％であった．一方，急性期脳梗塞を伴う脳動脈解離において，前方循環系動脈解離の頻度は 30％で，頭蓋外 ICAD は全体の 12％であった．

解離の原因は，交通事故やスポーツなどによる外傷性と非外傷性（特発性）に分類され，非外傷性では Marfan 症候群や Ehlers-Danlos 症候群などの結合組織の異常をきたす疾患，抗好中球細胞質抗体（antineutrophil cytoplasmic antibody：ANCA）や膠原病による血管炎などの基礎疾患に伴うものがあげられるが，外傷や基礎疾患がはっきりしない例も多い．そのなかでもカイロプラクティックやゴルフ，咳嗽など軽微な外傷が誘因となることもある．頭蓋外 ICAD は C2〜C3 のレベルでみられることが多く，その要因として頸部の過伸展や反対側への側屈により ICA が伸展され，頸椎の突起と接触することが推察されている[3]．本症例では発症直前の外力との関係は病歴上確認されなかったが，6 年前に外傷歴があり，その関与があったかもしれない．

脳動脈解離では，偽腔形成や偽腔内の血腫（壁内血腫）による血管狭窄や拡張性変化を反映して，脳血管造影，MRI，MRA，3D-CTA，超音波検査といった画像検査で intimal flap，double lumen，pearl and string sign，string sign，pearl sign，tapered occlusion などの所見がみられる．また MRI T1 強調像で壁内血腫を示唆する T1 高信号，とくに動脈の断面で真腔の flow void を取り囲むように三日月型の高信号を呈する crescent sign や，頭蓋内椎骨動脈解離では basi-parallel anatomical scanning（BPAS）や constructive interference in steady state（CISS）での血管外壁径と内腔径の差異や，頭蓋外 ICAD では経口腔頸部血管エコーも診断に有用である[4]．脳動脈解離では急

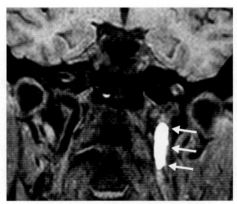

**図❸　MRI 脂肪抑制 T1 強調像（冠状断）**
脂肪抑制 T1 強調像で頸部左 ICA の遠位側に壁内血腫を示唆する高信号を認める．

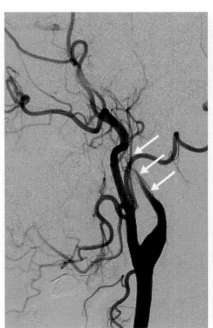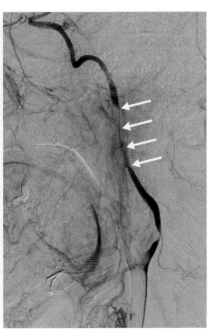

**図❹　脳血管造影検査　左総頸動脈造影（左：早期相，右：後期相）**
頸部左 ICA の C1〜C2 の高さで string sign を認め，遠位部の描出遅延を認めるが順行性に血流を認める．

忘れられないあの一例

性期では短期間に血管形態が変化するため，画像検査をくり返しおこなう必要がある[5]．

虚血発症の脳動脈解離では，脳梗塞の再発増悪予防として抗血栓療法がおこなわれるが，頭蓋内脳動脈解離ではくも膜下出血の危険性があることから適応は慎重に検討する必要がある．一方で，頭蓋外脳動脈解離では解離が頭蓋内に伸展する場合を除いてくも膜下出血の危険性は低く，また脳梗塞の発症機序として塞栓性機序が重要と考えられていることから急性期からの抗凝固療法を推奨する報告[6)7]がある．抗血小板療法と抗凝固療法とで予後に差がなかったという報告[8]もあり，いずれの抗血栓療法がより有効か結論は出ていない．われわれは，瘤形成を含めて禁忌がなければ抗凝固療法を優先し，本症例では入院当日から抗凝固療法をおこなった．内科治療抵抗例に対してはステントによる血行再建術が考慮されるが，本症例では第2病日以降は良好に経過しており，ステント治療はおこなわなかった．

血圧高値は解離の促進因子なので，解離急性期に降圧を図ることも解離進展を抑制する観点から有用と思われる[9]．ただし，急性期の虚血における降圧は虚血病変の拡大を誘発する可能性があるので慎重であらねばならない．頸部痛の程度，閉塞血管の有無，血圧の値，降圧に対する神経症候増悪の有無などを考慮して個々の症例で降圧療法の可否を考慮せざるを得ないであろう．

## おわりに

頭蓋外 ICAD はわが国では頻度は低いが，若年者脳梗塞の一原因として重要である．頸部痛や頭痛に伴う若年者脳梗塞では念頭に置きたい疾患である．

## ●文　献●

1) 矢坂正弘ほか：若年脳卒中全国調査における脳動脈解離症例の検討．若年者脳卒中診療の手引き，循環器病研究委託費 12 指-2 若年世代の脳卒中の診断，治療，予防戦略に関する全国多施設共同研究，峰松一夫ほか編，国立循環器病センター，大阪，2003，pp.91-95

2) Tsukahara T *et al*：Overview of spontaneous cervicocephalic arterial dissection in Japan. *Acta Neurochir* **107**（Suppl）：35-40, 2010

3) Stringer WL *et al*：Traumatic dissection of the extracranial internal carotid artery. *Neurosurgery* **6**：123-130, 1980

4) 森真由美ほか：特発性両側性内頸動脈解離の診断に経口腔頸部血管超音波検査が有用であった1例．臨床神経 **47**：217-221，2007

5) 高木誠：脳動脈解離（Cerebral artery dissection）の診断と治療の手引．若年者脳卒中診療の手引き，循環器病研究委託費 12 指-2 若年世代の脳卒中の診断，治療，予防戦略に関する全国多施設共同研究，峰松一夫ほか編，国立循環器病センター，大阪，2003，pp.85-90

6) Schievink WI：Spontaneous dissection of the carotid and vertebral arteries. *N Engl J Med* **344**：898-906, 2001

7) Norris JW：Extracranial arterial dissection, anticoagulation is the treatment of choice：for. *Stroke* **36**：2041-2042, 2005

8) Kennedy F *et al*：Antiplatelets vs anticoagulation for dissection：CADISS nonrandomized arm and meta-analysis. *Neurology* **79**：686-689, 2012

9) 外山祐一郎ほか：後頭部痛のみを呈し，積極的降圧療法で良好な転帰を得た椎骨動脈解離の2例．脳卒中 **37**：428-433，2015

### なかにし・やすゆき

中西泰之　国立病院機構　九州医療センター　脳血管・神経内科

2010 年，広島大学 医学部卒業．2012 年，九州大学 病態機能内科学 入局．2016 年 4 月から現職．
専門は，脳卒中学．
研究テーマは，虚血性脳血管障害．
趣味は，バレーボール．

# 脳卒中 救急現場からのレポート 第1回

## 急性期虚血性脳血管障害の集約的治療を目標とする—包括的脳卒中センター Comprehensive Stroke Center—をめざして　当院脳卒中センターの紹介

池野幸一，米原敏郎

IKENO Koichi，YONEHARA Toshiro

済生会熊本病院脳卒中センター神経内科

## はじめに

2015年に脳梗塞急性期における血栓回収デバイスを用いた脳血管内治療のエビデンスが確立し，同年，米国心臓協会/米国脳卒中協会は米国脳卒中ガイドラインを改訂した[1]．わが国では2016年11月に第32回NPO法人日本脳神経血管内治療学会学術総会にて，吉村紳一医師はカテーテルを用いた血栓回収療法の均霑化（きんてんか）を学会として強く推進していくとする「神戸宣言」を発表した（NPO法人日本脳神経血管内治療学会ホームページ参照）．また，近位脳血管閉塞（large vessel occlusion：LVO），すなわち内頸動脈や中大脳動脈水平部（M1）閉塞に対する血栓回収療法の有効性が証明[2]され，日本脳卒中学会は2017年9月26日に「脳卒中治療ガイドライン2015［追補2017］」（以下，2017年追補版）を発表し，脳梗塞急性期の脳血管内治療がグレードA（行うよう強く勧められる）で推奨されるよう差し替えられウェブサイトに公開された（日本脳卒中学会ホームページ参照，図❶）．

日本脳卒中学会と日本循環器学会が共同で策定した「脳卒中と循環器病克服5ヵ年計画 ストップCVD（脳心血管病）健康長寿を達成するために！」（脳卒中と循環器病克服5ヵ年計画，2016年12月公開，厚生労働省ホームページ参照）の「7-2医療体制の充実」によると，将来において1次脳卒中センター（primary stroke center：PSC）および包括的脳卒中センター（comprehensive stroke center：CSC）の整備をおこなうとある．

わが国における脳梗塞急性期治療におけるパラダイムシフトは，2005年の遺伝子組み換え組織プラスミノーゲ

ン活性化因子（recombinant tissue plasminogen activator：rt-PA）による血栓溶解療法（rt-PA静注療法）の確立である[3]．2017年追補版が追加されたことによって，わが国においてもようやくカテーテルによる脳血管内治療を含めた集約的な脳梗塞急性期治療が広くおこなわれる時代，いわゆる第2次パラダイムシフトに突入したといえる．

当院も急性期病院として地域医療の重要な役割が期待されており，将来のCSCをめざすにあたり，第2次パラダイムシフトに対応した取り組みについて紹介する．

## 当院脳卒中センターの紹介

われわれの施設（病床数400床）は熊本市の基幹病院の一つであり，年間約21,000人の救急患者と年間約6,900人の救急入院患者，約9,500台の救急車（ヘリ搬送含む184件/年）（2016年度）を受け入れる救命救急センターを擁している．熊本市の南部に位置し，おもに熊本市南部および南部の近隣の市町村より救急患者を受け入れている．各科は当直体制またはオンコール体制を取っており，入院や専門的治療が必要な患者は担当科に振り分けられる．病院全体の平均在院日数は9.5日（2016年度）であり，連携医療機関への連携を密におこない病床の確保に努力しており，断らない医療を実践している．

各疾患はセンター化されており，神経内科と脳神経外科で構成される脳卒中センターが脳血管障害，てんかん，頭部外傷，脳腫瘍など中枢神経系疾患を担当する．脳卒中センターのスタッフ構成は神経内科7名（神経内科専門医6名，うち脳血管内治療専門医1名），脳神経外科医7名（脳神経外科専門医6名，うち脳血管内治療専

脳卒中救急現場からのレポート

Ⅱ 脳梗塞・TIA

1　脳梗塞急性期

　1-8　脳動脈：血管内再開通療法
　　　　（機械的血栓回収療法，局所線溶療法，その他）

---

推奨

1．前方循環系の主幹脳動脈（内頸動脈または中大脳動脈 M1 部）閉塞と診断され，画像診断など
　に基づく治療適応判定がなされた急性期脳梗塞に対し，遺伝子組み換え組織プラスミノゲン・
　アクティベータ（rt-PA，アルテプラーゼ）静注療法を含む内科治療に追加して，発症 6 時間以
　内に主にステントリトリーバーを用いた血管内治療（機械的血栓回収療法）を開始することが
　強く勧められる（グレード A）．わが国では，脳血栓回収用機器（Merci, Penumbra, Solitaire,
　Trevo, Revive）による血管内治療が保険適用されており，「経皮経管的脳血栓回収用機器適正使用
　指針第 2 版」に従って，定められた実施医療機関において，適切な症例選択と手技によって行
　わねばならない．
2．発症後 6 時間以内であっても，治療開始および再開通までの時間が早いほど良好な転帰が期待
　できる．このため，患者が来院した後，少しでも早く血管内治療（機械的血栓回収療法）を行
　う事が勧められる（グレード A）．

---

図❶　脳卒中治療治療ガイドライン 2015［追補 2017］での脳梗塞急性期の脳血管内治療に
　　　ついての記載
　　　（脳卒中治療ガイドライン 2015［追補 2017］より改変引用）
　　　脳梗塞急性期の脳血管内治療がグレード A（行うよう強く勧められる）
　　　推奨されるよう差し替えられた（2017 年 9 月 26 日）．

門医 2 名），他脳神経外科医 2 名（ガンマナイフ治療担当）である．

　夜間休日は脳神経外科医または神経内科医が 1 名当直し，当直しない科がオンコール体制を取っている（つまり脳神経外科医が当直のときは，神経内科はオンコールとなる）．同時に来院する複数の救急患者の対応遅延がないように，神経内科医は常に 2 名が対応できるオンコール体制を取っている．また，2017 年 2 月からは虚血性脳血管障害急性期の血管内治療時には，さらに神経内科医 2 名で対応できるようにオンコール体制を変更した（神経内科医計 4 名で対応）．

　超急性期症例については，2005 年に rt-PA 静注療法を導入したときから脳卒中ホットラインを開設しており，救急隊，初期診療医療機関からの脳卒中センター医師への直接連絡を可能としている．超急性期症例については搬送前から初期治療にかかわれる体制「コードストローク」（後述）を整えており，このコードストロークを発令することにより病院全体で対応できるようにしている．

　当院脳卒中センターは年間 2,369 名の入院患者（脳梗塞急性期 814 例，脳出血 568 名）（2016 年度）を受け入れている（図❷）．

　脳卒中センターでは脳神経外科医と神経内科医が合同で，脳卒中センター総回診（週 1 回），新患カンファレンス（週 3 回），画像カンファレンス（週 1 回）をおこない，情報の共有および手術症例の検討などをおこない，合同で治療に当たっている．

　同センターの特徴としては，脳梗塞亜急性期に内膜剥離術（35 例のうち 16 例）や頸部ステント留置術（10 例のうち 4 例）をおこなったり，内科治療抵抗性の内頸動脈閉塞症例に対し，緊急で浅側頭中大脳動脈バイパス術（7 例のうち 1 例），開頭外減圧術（3 例）（いずれも 2016 年実績）などをおこなったりしており，神経内科と脳神経外科の関係が良好な点があげられる．

## 当院での急性期脳血管障害患者対応の変更

　2016 年 11 月の吉村紳一医師による「神戸宣言」を受けて，急性主幹脳動脈閉塞患者に対する治療体制を以下のように変更し，症例数が増加した（図❸）．

### ● 1）脳血管内治療を迅速に実施できる態勢整備 ―「コードストローク」体制の確立―

　当院では，rt-PA 静注療法と脳血管内治療をおこなう可能性がある症例に対して院内体制のプロトコルを作成

急性期虚血性脳血管障害の集約的治療を目標とする—包括的脳卒中センター Comprehensive Stroke Center—をめざして　当院脳卒中センターの紹介

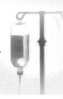

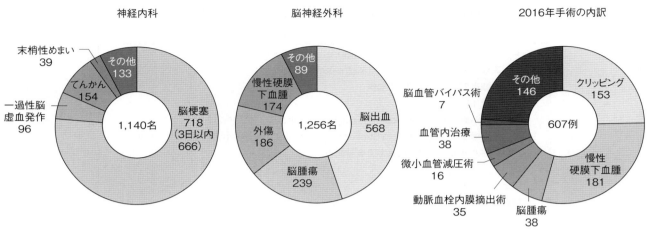

図❷　当院の症例と手術の内訳

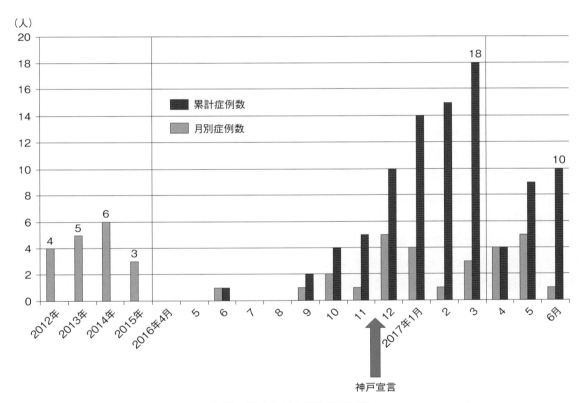

図❸　脳血栓回収療法の症例数

し、「コードストローク」と新たによぶことにした．コードストロークを宣言することによって、院内の意識を高め、すみやかに治療をおこなうことができるようになった．

● 2）時間制限の廃止

　脳血管内治療専門医1名体制の時期は勤務時間のみに限定していたが、2017年4月からは脳血管内治療専門医が3名に増員されたため、同年5月から24時間365日で対応できるようにした．また、コードストロークの発令とともに専任の看護師が1名帯同し、また、随時カテーテル対応看護師2名、放射線技師3名が当直体制を取っている．

● 3）適応患者の拡大

　当院での治療適応患者について米国心臓協会/米国脳卒中協会が改訂した2015年の脳卒中ガイドラインに準

脳卒中救急現場からのレポート

**表❶ 米国心臓協会/米国脳卒中協会 ガイドライン（2015年）**
(Powers J et al, 2015[2]）より引用)

- 1 発症前 modified Rankin Scale（mRS）が0ないし1
- 2 発症4.5時間以内で適応があればrt-PAを投与
- 3 内頸動脈あるいはM1閉塞例
- 4 年齢18歳以上
- 5 National Institutes of Health Stroke Scale（NIHSS）スコア6以上
- 6 早期虚血性変化がAlberta Stroke Program Early CT score（ASPECTS）で6以上
- 7 発症から血管内治療開始まで6時間以内

以上の条件を満たす症例について,
血栓回収療法をクラス1, レベルAで推奨している.

拠し作成した（**表❶, ❷**）. これは脳卒中治療ガイドライン2015［追補2017］にも対応できる内容となっている. ガイドライン適応外についても適宜治療を検討している.

## ●4）時間短縮の工夫

当院でのrt-PA静注療法は頭部CTとMRI撮影をルーチンにしており, 搬送から治療までの時間, いわゆるdoor to needle時間は平均で46分である. これは導入当初の60分弱程度より短縮されているが, これ以上の短縮はMRIの省略が必要で今後の課題としている. また, 導入当初はrt-PA投与60分後に頭部MRIを撮影してから, 血管内治療の適応を決めていたが, 現在は主幹動脈病変がある場合は, 血管内治療をおこなう前提で準備をおこないカテーテル室で待機し, rt-PA静注療法30分以内に改善がない場合はカテーテル治療をおこなう方針へ変更した.

## ●5）他院からの対応

drip-ship and retrieveについては以前から, 脳血管内治療ができる施設が個々に対応していたが, 後述の通り「K-EARTH」体制を構築し, 少ない医療資源を有効活用およびすみやかに対応できるように熊本県医療圏での病病連携ができるようにした.「K-EARTH」以前の症例であるが, 後で症例を提示する.

## ●6）IT導入予定

富士フイルムメディカル株式会社のシンクライアントビューワシステムSYNAPSE ZEROを2018年12月から導入予定としている. 個人情報のセキュリティーを保ったまま院内, 院外問わず, タイムラグなく当院の画像閲

**表❷ 当院の急性期脳主幹動脈閉塞に対する血管内治療の対象患者（rt-PA治療の有無にかかわらず）2017年5月現在**

- 1）主幹動脈閉塞または高度狭窄病変（MRA）
  IC, MCA（M1, M2）（M2は場合により考慮）
  VA-BA top, P1（視野障害のみは除外）
  （ACA血管内治療はしばしば困難）
- 2）発症8時間以内（実際は7時間以内）
- 3）NIHSS 6以上
- 4）日勤帯→時間制限なし
- 5）年齢制限 80歳以下→年齢制限なし
- 6）発症前ADL mRS 0から3（自立）
- 7）重大な合併症なし
  重症感染症, 易出血性, DIC, 多臓器不全, 大動脈病変の既往など

覧システムSYNAPSEをiPhoneなどの端末から参照することができるため, 脳血管内治療専門医へのコンサルト, 治療方針決定あるいはアドバイスがすみやかにできることを期待している.

## 均霑化（きんてんか）に対する対策（図❹, ❺）

・「熊本血栓回収療法地域格差解消プロジェクト
Kumamoto EliminAting Regional THrombectomy disparity（K-EARTH）」の立ち上げ

熊本市および熊本県医療圏は専門医がいる施設は3施設に限られており, 脳血管内治療専門医が絶対的に不足している. 以前から, 脳血管内治療ができる施設が協力して, 搬送のうえで治療をおこなってきたが, 十分とはいえない状況であった. 少ない医療資源を有効活用するため, 新たに脳梗塞血管内治療ホットライン（**図❻**）を設置し, この熊本血栓回収療法地域格差解消プロジェクトを「K-EARTH」と名づけた. これは熊本大学医学部

急性期虚血性脳血管障害の集約的治療を目標とする—包括的脳卒中センター Comprehensive Stroke Center—をめざして 当院脳卒中センターの紹介

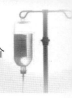

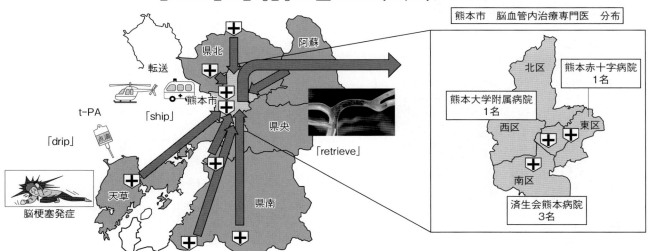

図❹ 新たな取り組み

附属病院神経内科学分野 脳血管障害先端医療寄附講座 中島誠医師指導のもとおこなわれた．地域の中核病院から血管内治療ができる施設への搬送が容易にできるように，情報が熊本大学医学部附属病院へ集約されるように一元化された．これにより，患者を送る側も受け入れる側も搬送の際の負担を軽減することができるようになった．今後，このプロジェクトにて急性期脳血栓回収療法が必要とされる熊本県医療圏で大いに利用されることが期待されている．

## drip, ship & retrieve 症例

症例：64歳 男性（K-EARTH 以前の症例；他施設で rt-PA 静注療法後に当院へ搬送され，血栓回収療法をおこなった症例）．

主訴：意識障害と全身のけいれん．

現病歴：作業中にけいれんを起こして卒倒した．目撃者が救急要請し，前医へ搬送となった．JCS I-2，左半側空間無視，右共同偏倚，左片麻痺が見られた（NIHSS スコア：16点）．頭部 CT，MRI を施行し脳梗塞と診断された．右中大脳動脈水平部閉塞があり，rt-PA 静注療法を開始直後に，血管内治療目的にて当院へ搬送された．当院到着直後に症状の改善が得られなかった（NIHSS スコア 16 点）．

画像所見および治療内容：（図❼～❿を参照）

術後経過：治療直後から麻痺は著明に改善した．塞栓

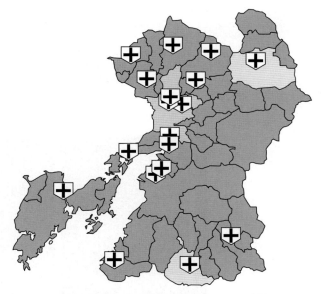

図❺ K-EARTH 協力を依頼している病院

源検索をおこなったが原因は特定できず，病型未同定脳梗塞の診断となった．ワルファリンによる2次予防をおこなう方針とし，第9日目にリハビリ病院へ歩行で転院となった（NIHSS スコア 0 点）．3ヵ月後の mRS は 1（軽度の注意力障害のみ，麻痺なし）となり，社会復帰となった．

## おわりに

冒頭に述べた PSC および CSC の整備および認定については，これから厚生労働省の指導のもと，日本脳卒中

脳卒中救急現場からのレポート

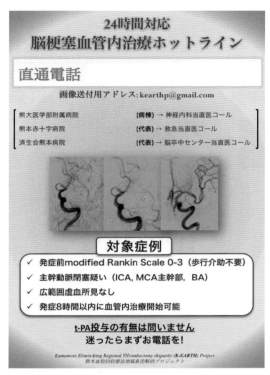

図❻ Kumamoto EliminAting Regional THrombectomy disparity (K-EARTH) Project（熊本血栓回収療法地域格差解消プロジェクト）

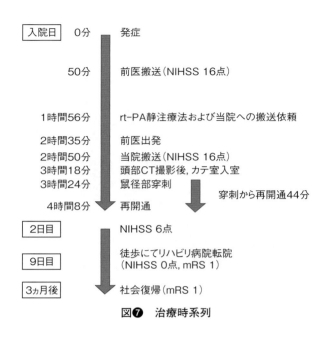

図❼ 治療時系列

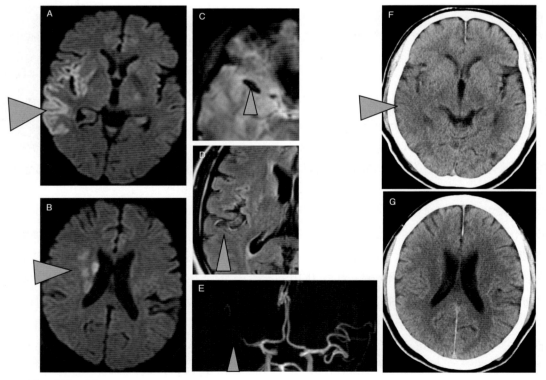

図❽ 画像所見
前医頭部 MRI：DWI で右 MCA 領域に高信号域あり（A, B）．T2＊WI で Sylvius 裂に栓子信号を認める（C）．FLAIR で hyperintense vessel sign 陽性（D）．MRA で右中大脳動脈水平部閉塞（E）．
当院頭部 CT：右島皮質，側頭葉にかけて皮髄境界が不明瞭化．基底核も不明瞭化（F, G）．

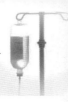

急性期虚血性脳血管障害の集約的治療を目標とする—包括的脳卒中センター Comprehensive Stroke Center—をめざして　当院脳卒中センターの紹介

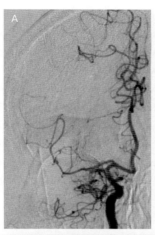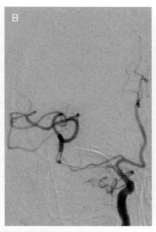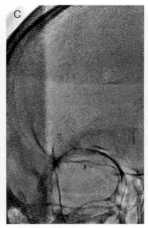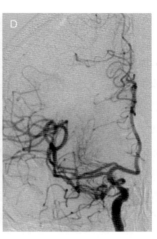

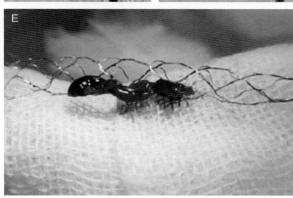

図❾　造影画像所見
術前 DSA（A）．マイクロカテーテルとガイディングカテーテル同時造影で栓子陰影認める（B）．Trevo® XP4 を M2-M1 にかけて展開（C）．治療後 DSA，完全再開通（TICI 分類 3）を得られた（D）．Trevo® XP4 で回収された血栓（E）．

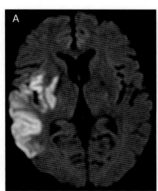

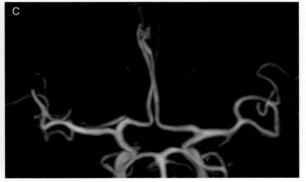

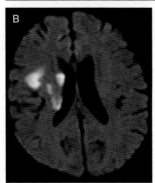

図❿　アウトカム MRI
DWI 放線冠と島皮質側頭葉の一部に高信号を認める（A，B）．
MRA：狭窄や閉塞は認めない（C）．

## 脳卒中救急現場からのレポート

学会および日本循環器学会などの主導でおこなわれる予定である.

　脳血管内治療ができる施設は，将来的には各医療圏で基幹施設としての役割を担うCSCを設置し，血管内治療を迅速に実施できる体制整備が求められている. それと同時に遠隔診療システム（telestroke）を用いたrt-PA投与支援（drip & ship），さらにLVO例のCSCへの二次搬送（drip, ship & retrieve）など，地域の医療資源を有効活用したシステム構築も同時に求められている.

　「健康寿命の延伸等を図るための脳卒中，心臓病その他の循環器病に係る対策に関する基本法」（脳卒中・循環器病対策基本法）（厚生労働省ホームページ参照）が成立することが望まれるが，いざ成立した際の混乱を避けるために，その成立前に地域全体で整備しておく必要がある.

### ●文　献●

1) Powers WJ *et al*：2015 American Heart Association/American Stroke Association Focused update of the 2013 guidelines for the early management of patients with acute ischemic stroke regarding endovascular treatment：A guideline for healthcare professionals from the American Heart Association/American Stroke Association. *Stroke* **46**：3020-3035, 2015

2) Goyal M *et al*：Endovascular thrombectomy after large-vessel ischaemic stroke：a meta-analysis of individual patient data from five randomised trials. *Lancet* **387**：1723-1731, 2016

3) The National Institute of Neurological Disorders and Stroke rt-PA Stroke Study Group：Tissue plasminogen activator for acute ischemic stroke. *N Engl J Med* **333**：1581-1587, 1995

---

### いけの・こういち

池野幸一　済生会熊本病院脳卒中センター神経内科　医長

1969年，愛媛県松山市生まれ. 1995年，熊本大学医学部卒業後，同神経内科入局. 1999年，国立循環器病センター脳血管内科専門修練医として国内留学. 2001年，熊本大学神経内科帰局，2006年より現在の施設で勤務. 2012年9月，日本脳神経血管内治療学会専門医取得.
専門は，脳血管障害，脳血管内治療.
研究テーマは，血栓回収療法の成績向上.
趣味は，音楽，映画鑑賞，ビンテージオーディオ収集，ドライブ.

# 特別寄稿

## 科学的議論と情緒的認識

橋本信夫
HASHIMOTO Nobuo
神戸市民病院機構理事長

　平成21年，臓器移植法案改正に先立ち，「脳死」に関して国会のみならずマスコミを含めた多くの立場から種々多様な意見が噴出し，大混乱になったことは記憶に新しい．しかし，改正法成立後，脳死患者からの臓器提供，あるいは脳死判定そのものについて議論されることはほとんどない．平成24年NHKクローズアップ現代で「家族が脳死になったとき」で，残されたドナーの家族の葛藤に焦点をあてた番組が放映された．これ以外マスコミで大きく取り上げられたことはないように思う．当時の激しかった脳死批判あるいは脳死判定批判は今どこへ行ってしまったのかと思う．脳死とされても生き返ることがあると激しく非難した人々は今どう考えているのだろうか．

　私は当時国立循環器病センター総長として，中山太郎衆議院議員から脳死の問題点について簡潔にまとめてほしいと依頼された．中山太郎先生は，平成21年6月9日衆議院本会議で臓器移植法改正案の議決に先立って，私が作成したA4一枚の文書「脳死議論に関する問題点」を全文読み上げることをもって国会議員に理解を求められた．
　内容は以下の通りである．

「脳死議論に関する問題点」

平成21年6月2日
国立循環器病センター
総長　橋本　信夫

　臓器移植法に関連して，「脳死」をめぐる議論が混乱している．「脳死」という言葉の意味するところが時と場合と発言者によって異なっていることに原因があると考える．すなわち，「脳死状態」と「臨床的脳死」と法的脳死判定で診断された「脳死」の三者が混同して，あるいはすり替えられて「脳死」として議論されているのが現状である．

　「臓器を提供する時だけ脳死が人の死」であるという現在の臓器移植法のもとでのダブルスタンダードの死の定義にも混乱の原因があるが，この場合の「脳死」はあくまでも法的脳死判定をされたあとの「脳死」である．

　現在の臓器移植法あるいはA〜D案のどれにおいても「臨床的脳死」は法的に「死」ではない．したがって治療が中断されたり，「死亡」を宣告されたりするものではない．臓器提供の対象でもない．「脳死」を人の死と認めない人達の意思が無視されることはない．

　「法的脳死」は「臨床的脳死」診断がなされあとで2回の法的脳死判定検査を行ってなされる厳密なものである．臓器移植を前提にした場合のみ家族の同意を得て行われてきたものであり，したがって，臓器移植の対象とならない15歳未満の患者に対して法的脳死判定は行われたことは無いはずである．

すなわち，15歳未満の「脳死」患者に関するこれまでの議論は「脳死状態」あるいは「臨床的に脳死」と判断された患者についてであり，法的判定によって「脳死」とされたものではない．小児の脳死判定に慎重さが必要なことに異論はないが，法的脳死判定が行われたことはないという事実は議論を進めるうえで重要である．

理解が混乱する原因は「臨床的脳死」という言葉があくまでも臓器移植ガイドラインのなかで「法的脳死判定」を行うために出てきた言葉であるということにもよる．「臨床的脳死」診断には無呼吸テストは不要であるが，「法的脳死判定」には無呼吸テストが必要であり，かつ2回判定テストをする必要がある．「臨床的脳死」は臨床現場において医師が神経学的所見などから「脳死」と判断する基準と変わらない．しかし現行法およびA～D案においてもこの状態は人の「死」ではない．臓器移植に関する慎重論を考慮してさらに「法的脳死判定」という手順を踏まなければ「死」とはされないということに広く理解を求める必要がある．

「脳死状態」は臨床現場で患者の状態と今後の回復の可能性について説明のためのあいまいな表現として使われている．「脳死に近いと思われる状態」から事実上「臨床的脳死」の条件を満たした状態まで定義がなく，使う医師次第である．この「脳死状態」を「脳死」として議論を行うことにも混乱の原因がある．

この中には当然ながら「脳死」でない状態のものも含まれ，「医師に脳死と言われたが，意識を取り戻した」などというエピソードがでてくる原因と思われる．

このようなエピソードを解釈する場合に，その場合の「脳死」はどのレベルで判断された「脳死」なのかを確認する必要がある．

以上，「脳死」という言葉の中に，
1）明確な診断基準なく現状を主観的に説明する言葉として「脳死状態」を意味する場合と，

2）「脳死」であるとするに十分な神経学的所見を有する「臨床的脳死」と，
3）厳格な作業手順を経て判定される「法的脳死」

が混在していることを述べ，どのレベルの「脳死」を意味するのかをその都度確認しないと議論はかみ合わないことを示した．

A案のように「法的脳死」をすべて「人の死」とする場合であっても，家族の同意がなければ判定作業そのものがなされないので法的に「脳死」の診断が下されることはないことは強調されるべきである．逆に，尊厳死を求める人たちにとって，脳死判定はその意志の具現化の手段でもある．したがって「脳死は人の死である」とすることによって，脳死を人の死と認める人達にとっても，認めない人達にとってもリビングウィルを尊重できるシステムを作ることができると考える．

以上．

私は，当時の狂騒ともいえる市民を巻き込んだ論争，そして静まり返った現在，が何であるのかをもう一度考えてみる必要があると思っている．脳死の議論は，そもそも脳死の概念や定義が異なる，あるいは理解度が異なる人たちによって議論されていたために，すなわち出発点あるいは前提が違うという認識がないなかでの議論であったために大きな混乱を招いているというのが，上記「脳死議論に関する問題点」で私が指摘したかったことである．何事も，広くコンセンサスを得るうえで科学的かつ論理的な説明が必要である．ただ，いかに論理的に展開して結論を得た場合でも，出発点あるいは前提が異なれば，いかようにも結論が変わりうるということは脳死のみならず，多くの事柄についてありうることである．

少々古い論文であるが，Mark L. Dyken は，EC/IC bypass の有効性を示せなかった international randomized study（1985）や，NASCET（1991），ECST（1991）をはじめアスピリン，チクロピジンなどに関する様々な study をレビューする中でそれらの問題点というより脆弱性といったほうが良いような点について指摘をしている．かつて Dyken 自身が脳梗塞に対するコルチゾールの

有効性につき, prospective, double-blind controlled study を企画した. 結果はコルチゾール投与群で死亡率が高く, 開始早々に study を中断せざるを得なかった, という逸話を最初に述べている. まだ一過性脳虚血の概念のない時代のことであるが, これは *JAMA* に, ニューヨークの研究者達が, 35 人の連続する脳卒中の患者にコルチゾールを投与すると 27 人に, しかも 21 人には最初の 24 時間以内に, 劇的な症状の改善が見られた, とする論文を読んだことに端を発したものだと述べている. そして最近の RCT においても, その出発点においてわれわれはしばしば科学的根拠よりも経験にもとづく思い込みにとらわれていることに注意すべきと述べている. ひょっとして自分は study を自分の思い通りの方向に捻じ曲げてしまうのではないかと思っている "dishonest man" こそ最も信頼できる結果を出す, と強調している (Dyken ML：Controversies in Stroke：Past and Present The Willis Lecture. *Stroke* **24**：1251-1258, 1993).

また, 話は変わるが, 1955 年, 大統領の D. Eisenhower が心筋梗塞で倒れた. 当時, 死亡の半数は心臓病であり, しかも一見健康そうな男性が罹患するということで全米に突然死の恐怖が広がった. ほどなく Seven Countries Study (by Dr. Ancel Keys, 1957—) が開始された. これは国際共同コホート研究のパイオニア的存在であり, かつ現在のコホート研究に必要な条件はほぼ網羅されている極めて先進的なコホート研究である. 25 年間に及ぶ研究の結論は①飽和脂肪酸 (肉の脂肪, 乳製品) の摂取の少ない国は心臓病が少ない, ②肉と乳製品の摂取の多い食事と心臓病は相関する, ③心臓病になりたくなければ肉や乳製品を減らせ, というものである.

その結果から, 1977 年 G, McGovern 委員会は, 米国人は赤身肉, 卵, 乳製品の摂取を減らし, 果物, 野菜とともに炭水化物をより沢山摂るべきだと警告を発した. その後, 米国中が動物性脂肪を減らせと壮大な「実験」に入り, 食卓から牛肉, バター, 卵が消えた. その結果, 米国では 1970 年に 2,109 カロリー/日だったのが, 2010 年には 2,586 カロリー/日となり, より肥満が増え, 糖尿病が増加したという. 心筋梗塞による死亡減少は医療の向上, スタチンの使用, 禁煙などによると考えられる.

マーガリンが植物由来の油脂でよいものと考えられていたが加工によりトランス型脂肪となり, じつは悪者ということが判明し, この点からもマーガリンをバターに代えよというキャンペーンも張られている.

いわば, 高脂肪食 (saturated fat) が心筋梗塞の原因であるということを証明するための綿密に企画され, 長期にわたる国際的なコホート研究であったといってもよいと思うが, 高脂肪食でありながら心筋梗塞が少ないと言われているフランスが入っていない, ギリシャは戦後間もない食糧難のクレタであり, 日本は終戦後の九州の小さな漁村と山村であった. その結果を元にした米国のバターを減らせ, 肉を食べるなという壮大なキャンペーンの結果は肥満と糖尿病の増加であった. そして, 肉を食べ, もっとバターを使いましょうというのが現在の米国である. TIME 誌はこれらについてくり返しキャンペーンを張っている (Don't Blame Fat. TIME June 23, 2014 など).

最近, 世界 18 ヵ国のコホート研究 PURE study では, 脂質 (飽和脂肪酸でも不飽和脂肪酸でも) 摂取量が多いほど総死亡率が低い, 炭水化物摂取量が多いほど総死亡率が高いことが示された. しかし, この研究においても参加 18 ヵ国の食文化はあまりにも違いすぎる. 同じ国のなかでも地域差や貧富の差などは大きく, そこから普遍的な, あるいは共通のメッセージを得ることは困難であると思われる.

私は, 2003 年コロンビア大学に visiting professor として招聘されたときに同大学神経内科の JP Mohr 教授に, 脳動静脈奇形の治療に関して内科的治療と外科的治療の優劣を比較する無作為化試験を考えているが, 参加しないかと持ち掛けられた. 丁重にお断りした. 数年後に ARUBA Study として開始されたが, そもそもどちらがよいかと比較できるような対立する 2 群を設定すること自体が困難であることが, 脳動静脈奇形について少しでも経験のある医師であれば自明のことであるからである. 私はこのような比較試験, その試験がいかに論理的に正しく進められようとも, このようなデザインの試験からは病気に悩む患者のためのよりよい指針は出てこないと考えている.

# バックナンバー

| | | |
|---|---|---|
| 2003年 | (vol.2 no.1) | 特集●血管異常よりみた脳卒中（売り切れ） |
| | (vol.2 no.2) | 特集●脳卒中の分子画像診断 |
| | (vol.2 no.3) | 特集●脳血管攣縮の分子機構 |
| | (vol.2 no.4) | 特集●脳卒中再生医療の現状と展望 |
| 2004年 | (vol.3 no.1) | 特集●血栓溶解療法のUp To Date |
| | (vol.3 no.2) | 特集●脳卒中と遺伝子 |
| | (vol.3 no.3) | 特集●頸動脈病変 |
| | (vol.3 no.4) | 特集●痴呆と血管病変 |
| 2005年 | (vol.4 no.1) | 特集●ニューロリハビリテーション |
| | (vol.4 no.2) | 特集●脳血管内治療の最先端と未来 |
| | (vol.4 no.3) | 特集●脳循環代謝の分子イメージングの進歩 |
| | (vol.4 no.4) | 特集●脳血管障害と炎症 |
| 2006年 | (vol.5 no.1) | 特集●メタボリックシンドロームと脳卒中 |
| | (vol.5 no.2) | 特集●脳内出血のUp To Date（売り切れ） |
| | (vol.5 no.3) | 特集●分子レベルからみた血栓溶解療法 |
| | (vol.5 no.4) | 特集●臨床への可能性を探る脳卒中再生医療の最先端 |
| 2007年 | (vol.6 no.1) | 特集●糖尿病と脳血管障害 |
| | (vol.6 no.2) | 特集●くも膜下出血—基礎と臨床のクロストーク— |
| | (vol.6 no.3) | 特集●画像診断の新展開 |
| | (vol.6 no.4) | 特集●降圧療法と脳血管障害 |
| 2008年 | (vol.7 no.1) | 特集●脂質代謝異常と脳血管障害 |
| | (vol.7 no.2) | 特集●若年性脳卒中と血管異常 |
| | (vol.7 no.3) | 特集●急性期血行再建療法の新展開 |
| | (vol.7 no.4) | 特集●抗血栓療法のニュートレンド（売り切れ） |
| 2009年 | (vol.8 no.1) | 特集●脳・心・腎連関—血管からみた分子メカニズム |
| | (vol.8 no.2) | 特集●白質病変—分子レベルからみた病態・治療の新展開— |
| | (vol.8 no.3) | 特集●血管内治療のフロントライン |
| | (vol.8 no.4) | 特集●一過性脳虚血発作 |
| 2010年 | (vol.9 no.1) | 特集●ここまできた神経画像 |
| | (vol.9 no.2) | 特集●血管因子からみた認知症 Up To Date |
| | (vol.9 no.3) | 特集●血液脳関門—分子機序から病態まで— |
| | (vol.9 no.4) | 特集●脳静脈系の病態と脳血管障害 |
| 2011年 | (vol.10 no.1) | 特集●Therapeutic Windowを広げる |
| | (vol.10 no.2) | 特集●脳卒中の登録・観察研究 |
| | (vol.10 no.3) | 特集●分子レベルからみた血管破綻 |
| | (vol.10 no.4) | 特集●抗凝固療法のパラダイムシフト |
| 2012年 | (vol.11 no.1) | 特集●脳血管内治療の新展開 |
| | (vol.11 no.2) | 特集●アンチエイジングと脳卒中 |
| | (vol.11 no.3) | 特集●ニューロリハの最前線 |
| | (vol.11 no.4) | 特集●現実味を帯びつつある，脳卒中再生医療の臨床応用 |
| 2013年 | (vol.12 no.1) | 特集●ペナンブラの新局面 |
| | (vol.12 no.2) | 特集●ATISと脳卒中 |
| | (vol.12 no.3) | 特集●新たな視点からみた脳出血 |
| | (vol.12 no.4) | 特集●抗血栓療法のエビデンスとリアルワールド |
| 2014年 | (vol.13 no.1) | 特集Ⅰ●糖尿病と脳卒中 |
| | | 特集Ⅱ●急性期血行再健療法の新展開—4.5時間と血管内治療— |
| | (vol.13 no.2) | 特集Ⅰ●進化する脳卒中の分子イメージング |
| | | 特集Ⅱ●脳卒中と遺伝子Update |
| 2015年 | (vol.14 no.1) | 特集Ⅰ●高血圧と脳卒中 |
| | | 特集Ⅱ●脳微小出血（microbleeds） |
| | (vol.14 no.2) | 特集Ⅰ●超高齢社会における脳卒中治療のパラダイムシフト |
| | | 特集Ⅱ●SGLT2阻害薬：その脳血管領域へのインパクト |
| 2016年 | (vol.15 no.1) | 特集Ⅰ●血管病としての認知症〜予防はどこまで可能か〜 |
| | | 特集Ⅱ●脳梗塞急性期治療のブレイクスルー |
| | (vol.15 no.2) | 特集Ⅰ●脳卒中とバイオマーカー〜新たな展開〜 |
| | | 特集Ⅱ●Cryptogenic strokeとESUS |

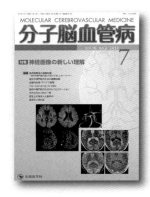

vol.16 no.2
特集●神経画像の新しい理解

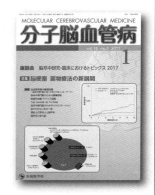

vol.16 no.1
特集●脳梗塞 薬物療法の新展開

●バックナンバー販売のお知らせ●

・ご購入をご希望の方は，お近くの書店でお申し込み下さい．また，電話でのご注文やホームページからのお申し込みも受け付けております．（小社にて直接ご購入のお申し込みをされる場合，定期購読の場合を除き，送料はご負担願います）
・毎号確実に入手可能で，送料がサービスとなる年間購読をおすすめ致します．
・在庫がなくなりしだい終了とさせていただきますので，ご了承ください．

株式会社　先端医学社　TEL：03-3667-5656（代）/FAX：03-3667-5657
http://www.sentan.com

# 編集スタッフ

## ▌編集主幹▐

内山真一郎　国際医療福祉大学教授，山王病院・山王メディカルセンター脳血管センター長

## ▌編集幹事▐

阿部　康二　岡山大学大学院医歯薬学総合研究科脳神経内科学教授
北川　一夫　東京女子医科大学医学部神経内科学教授・講座主任
塩川　芳昭　杏林大学医学部　脳神経外科主任教授，副院長
鈴木　倫保　山口大学大学院医学系研究科脳神経外科教授
松本　昌泰　JCHO 星ヶ丘医療センター病院長

## ▌編集同人▐

青木　茂樹　順天堂大学大学院医学研究科放射線医学教授
五十嵐博中　新潟大学脳研究所統合脳機能研究センター生体磁気共鳴分野教授
一瀬　白帝　山形県立米沢栄養大学健康栄養学科教授
井林　雪郎　誠愛リハビリテーション病院理事長／病院長
宇野　昌明　川崎医科大学脳神経外科学教授
卜部　貴夫　順天堂大学医学部附属浦安病院脳神経内科教授
小笠原邦昭　岩手医科大学脳神経外科教授
岡田　靖　国立病院機構九州医療センター臨床研究センター長／脳血管・神経内科部長
岡田　芳和　聖路加国際病院脳神経外科特別顧問
片山　泰朗　総合東京病院神経内科／脳卒中センター長，日本医科大学名誉教授
桂　研一郎　国際医療福祉大学三田病院予防医学センター・神経内科教授
神谷　達司　日本医科大学客員教授（神経内科学）／神谷医院院長
北園　孝成　九州大学大学院医学研究院病態機能内科学教授
木内　博之　山梨大学大学院脳神経外科学講座教授
木村　和美　日本医科大学大学院医学研究科神経内科学分野大学院教授
興梠　征典　産業医科大学放射線科学教室教授
小林　祥泰　島根大学名誉教授，小林病院理事長
坂井　信幸　神戸市立医療センター中央市民病院脳神経外科部長・総合脳卒中センター長
坂口　学　大阪府立病院機構大阪急性期・総合医療センター神経内科主任部長
佐々木真理　岩手医科大学医歯薬総合研究所所長
清水　宏明　秋田大学大学院医学系研究科脳神経外科学講座教授
鈴木　則宏　慶應義塾大学医学部神経内科教授
瀧澤　俊也　東海大学医学部内科学系神経内科教授
棚橋　紀夫　埼玉医科大学国際医療センター神経内科特任教授
土屋　一洋　埼玉医科大学総合医療センター放射線科教授
辻野　彰　長崎大学病院脳神経内科教授
出口健太郎　岡山市立市民病院神経内科医長／脳疾患センター副センター長
寺山　靖夫　岩手医科大学内科学講座　神経内科・老年科分野教授
冨永　悌二　東北大学大学院医学系研究科神経外科学分野教授
冨本　秀和　三重大学大学院医学系研究科神経病態内科学教授
豊田　一則　国立循環器病研究センター副院長
中川原譲二　国立循環器病研究センター循環器病統合イメージングセンターセンター長
長田　乾　横浜総合病院臨床研究センターセンター長

中冨　浩文　東京大学脳神経外科准教授
永廣　信治　徳島大学病院病院長
成冨　博章　千里中央病院名誉院長
野崎　和彦　滋賀医科大学脳神経外科学講座教授
橋本洋一郎　熊本市民病院首席診療部長・神経内科部長・地域医療連携部長・リハビリテーション科部長
畑澤　順　大阪大学大学院医学系研究科核医学講座教授
林　健　埼玉医科大学国際医療センター神経内科・脳卒中内科教授
平野　照之　杏林大学医学部脳卒中医学教室教授
福山　秀直　京都大学学際融合教育研究推進センター特任教授
藤本　茂　自治医科大学内科学講座神経内科学部門教授
寶金　清博　北海道大学病院病院長
星野　晴彦　東京都済生会中央病院・院長補佐・脳卒中センター長・神経内科部長
細見　直永　広島大学大学院脳神経内科学准教授
本望　修　札幌医科大学医学部附属フロンティア医学研究所神経再生医療学部門教授
松居　徹　埼玉医科大学総合医療センター脳神経外科教授・副院長
峰松　一夫　国立循環器病研究センター病院長
宮井　一郎　森之宮病院院長代理
宮地　茂　愛知医科大学脳血管内治療センター教授
森　悦朗　東北大学大学院医学系研究科高次機能障害学教授
森岡　基浩　久留米大学医学部脳神経外科教授
森下　竜一　大阪大学大学院医学系研究科臨床遺伝子治療学教授
八木田佳樹　川崎医科大学脳卒中医学教室教授
矢坂　正弘　国立病院機構九州医療センター脳血管センター部長
山上　宏　国立循環器病研究センター脳卒中集中治療科医長
山口　修平　島根大学医学部内科学講座内科学第三教授
山田　和雄　名古屋市総合リハビリテーションセンターセンター長
吉峰　俊樹　大阪大学国際医工情報センター特任教授／医療法人医誠会特別顧問
吉村　紳一　兵庫医科大学脳神経外科学講座主任教授
好本　裕平　群馬大学大学院医学系研究科高次機能統御系脳神経外科学教授
米倉　義晴　福井大学名誉教授
里宇　明元　慶應義塾大学医学部リハビリテーション医学教授

# 次号・7月号（vol.17 no.2）予告　2018年7月1日発行

[特集Ⅰ]
## サルコペニア・フレイルと脳卒中
プランナー　塩川　芳昭，松本　昌泰

[特集Ⅱ]
## 脳卒中の残余リスク
プランナー　内山真一郎

[連載]
脳血管障害の基礎知識
脳卒中専門医のための画像診断
血管内治療・デバイス総覧
Top Journal Up To Date
脳卒中専門医のためのリハビリテーション
忘れられないあの一例
脳卒中救急現場からのレポート
脳卒中こぼれ話

---

MOLECULAR CEREBROVASCULAR MEDICINE
## 分子脳血管病 1
vol.17 no.1　2018

定価（本体2,100円＋税）
年間購読料（本体4,200円＋税）
　　　（年2回，送料弊社負担）

2018年1月1日発行

編　集　「分子脳血管病」編集委員会
発行者　鯨岡　哲
発行所　株式会社　先端医学社
　　　〒103-0007　東京都中央区日本橋浜町2-17-8
　　　　　　　　浜町平和ビル
　　　電　話　03-3667-5656(代)
　　　ＦＡＸ　03-3667-5657
　　　郵便振替　00190-0-703930
　　　http://www.sentan.com
　　　E-mail:book@sentan.com
印刷所／三報社印刷株式会社

・本誌に掲載する著作物の複製権・翻訳権・上映権・譲渡権・公衆送信権
　（送信可能化権を含む）は株式会社先端医学社が保有します。
＜(社)出版者著作権管理機構委託出版物＞
　本誌の無断複写は著作権法上での例外を除き禁じられています。複写
される場合は，そのつど事前に，(社)出版者著作権管理機構（電話 03-3513-
6969，FAX 03-3513-6979，e-mail：info@jcopy.or.jp）の許諾を得てください。